Psychotherapie: Praxis

Die Reihe Psychotherapie: Praxis unterstützt Sie in Ihrer täglichen Arbeit – praxis-orientiert, gut lesbar, mit klarem Konzept und auf dem neuesten wissenschaftlichen Stand.

Katrin Vader

Problemanalyse, Zielanalyse, Zielformulierung in der Psychotherapie

Multisensorische Methoden nutzen und eigene Impact-Techniken entwickeln

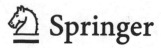

Katrin Vader
Jena, Deutschland

ISSN 2570-3285   ISSN 2570-3293   (electronic)
Psychotherapie: Praxis
ISBN 978-3-662-68083-4   ISBN 978-3-662-68084-1   (eBook)
https://doi.org/10.1007/978-3-662-68084-1

Die Deutsche Nationalbibliothek verzeichnet diese Publikation in der Deutschen Nationalbibliografie;
detaillierte bibliografische Daten sind im Internet über http://dnb.d-nb.de abrufbar.

Planung/Lektorat: Monika Radecki
Springer ist ein Imprint der eingetragenen Gesellschaft Springer-Verlag GmbH, DE und ist ein Teil von
Springer Nature.
Die Anschrift der Gesellschaft ist: Heidelberger Platz 3, 14197 Berlin, Germany

Das Papier dieses Produkts ist recyclebar.

Vorwort

Nach den theoretischen Grundlagen konzentriert sich die Autorin in diesem Buch auf Fallberichte mit Impact-Techniken zur Problem- und Zielanalyse und zur Zieldefinition. In den Therapien geht es nicht nur in der Anfangsphase einer Behandlung um diese Aufgaben, sondern sie sind zu jedem Zeitpunkt der Therapie wichtig. Auf einer Überseefahrt sollte der Kapitän nicht nur am Start das Ziel anvisieren, sondern während der ganzen Fahrt den richtigen Kurs überprüfen. Es gibt Umstände, welche den Kurs des Schiffes beeinflussen, sodass immer wieder korrigiert werden muss. Ähnlich sieht die Autorin dies auch in der therapeutischen Arbeit, sodass sie wiederholte Problem- und Zielanalysen als einen Hauptbestandteil von Behandlungen sieht. Je nach Ergebnis der Problem- und Zielanalysen muss dann auch die Zieldefinition angepasst werden.

Alle Fallberichte beziehen sich auf den Einsatz von Impact-Techniken zu diesen Analysen und Definitionen, wobei unterschiedlichste Beschwerdebilder benutzt wurden, um den vielfältigen Einsatz und möglichst viele Varianten von Impact-Techniken aufzeigen zu können. In den Fallberichten wird jeweils die Idee beschrieben, die am Beginn einer therapeutischen Arbeit zur Entwicklung der eingesetzten Impact-Technik diente. Diese Idee zur Entwicklung der dann eingesetzten Impact-Technik verfolgt immer nur eine Idee, die es in der Arbeit zu überprüfen gilt. Im Fallbericht sind dann die Durchführungen und im Fazit verschiedene Variationen der eingesetzten Impact-Technik beschrieben. Gelegentlich wird dann also im Fazit auch beschrieben, dass die ursprüngliche Idee abgewandelt werden musste, da bei der Arbeit Aspekte sichtbar wurden, die bis dahin unbekannt waren. Durch die beschriebenen Variationen soll der Transfer des Gelesenen in die eigene therapeutische Arbeit erleichtert werden.

Gleichzeitig ist es der Autorin mit diesem Buch ein Anliegen, eine strukturierte Sammlung von Anregungen zum Entwickeln eigener Impact-Techniken abzubilden. Diese Anregungen sind in Kap. 5 nach den Fallberichten zusammenfassend zu lesen.

Als begeisterte Anwenderin von multisensorischen Elementen möchte die Autorin die Leserschaft immer wieder ermutigen, diese Art zu arbeiten auszuprobieren. Die Praxis erfordert oft andere Wege, als sie in der Theorie vermittelt werden können, deswegen ermutigt die Autorin an verschiedenen Stellen in den Fallberichten, dem eigenen Bauchgefühl zu folgen und beschriebene Impact-Techniken so lange abzuwandeln, bis sie zu den eigenen Patienten passen. Diese

Art zu arbeiten ist durch die Einfachheit und die Flexibilität attraktiv und einfacher, als sich viele Kollegen vorstellen können. Dabei ist es egal, welcher Therapieschule man sich zugehörig fühlt, da Impact-Techniken eine Mischung aus Elementen verschiedenster Therapieschulen sind.

Bei allen Fallbeispielen handelt es sich um einen aus dem Gedächtnis heraus skizzierten Gesprächsverlauf, und zum Schutz der Patienten wurden einige persönliche Daten verändert. Zur einfacheren Lesbarkeit wurde außerhalb der Fallberichte nur eine geschlechtsspezifische Formulierung verwendet.

Eine gute Lesezeit wünscht
Katrin Vader

Danksagung

Während ich mit dem Korrekturlesen des Fallberichtebuches *Impact-Techniken in der Einzel- und Gruppenpsychotherapie* beschäftigt war, reifte dabei die Idee für dieses Buch. Ich habe nach Abgabe des Manuskriptes meines ersten Buches einfach für das zweite Buch losgelegt und nach den ersten Fallberichten mit Schwerpunkt auf die Ziel- und Problemanalyse die Gliederung und ein erstes Probekapitel an Monika Radecki geschickt. Sie hat als Senior Editor mich mit Rat und Tat durch mein Erstlingswerk begleitet und mir auch nach dem Lesen des Probekapitels für dieses Buch Mut gemacht und mich mit vielen Ideen bezüglich der Didaktik und des Schreibstils wieder durch dieses Buch begleitet. Für ihre Unterstützung möchte ich ihr an dieser Stelle wieder herzlich danken.

Auch meinen beiden Freundinnen Silke und Hermine möchte ich wieder danken, da sie auch dieses Buch auf Verständlichkeit hin gelesen haben. Durch ihre Rückmeldungen wurde ich bestärkt und auch überrascht, da sie mir vor Augen geführt haben, dass dieses Buch nicht nur für Kollegen interessant sein könnte, sondern einfach auch nichtprofessionellen Lesern interessante Einblicke in die eigene Psyche gibt und hilfreich zum Nachdenken anregt.

„Cleopatra" möchte ich danken, dass sie Impact-Techniken im schulischen Bereich ausprobiert hat, und das nicht nur, um mir diese unerschrockene experimentelle Erfahrung für dieses Buch zur Verfügung zu stellen, sondern auch ihre ganz persönliche Geschichte.

Danke auch an die vielen Kollegen und inzwischen auch etliche Patienten, die mir nach Lesen meines ersten Buches Rückmeldungen gegeben haben, die mich bestärkt haben dieses zweite Buch wirklich in Angriff zu nehmen und dadurch das Probekapitel an Monika Radecki abzuschicken.

Und natürlich gilt mein Dank auch wieder meinem Lebensgefährten.

Inhaltsverzeichnis

Über die Autorin

Dipl.-Psych. Katrin Vader ist niedergelassene Psychotherapeutin für Erwachsene (Schwerpunkt Verhaltenstherapie) in eigener Praxis in Jena. Lehrpraxis, Supervisorin, Selbsterfahrungsleiterin und Dozentin für verschiedene psychotherapeutische Ausbildungsinstitute in Deutschland.

Was sind Impact-Techniken

▶ Zur Beschreibung von Impact-Techniken möchte die Autorin die Leser auch in diesem Buch einladen, gedanklich in eine große Halle voller Gewürze einzutreten. Dieses Bild hat sie bereits in ihrem Buch „Impact-Techniken in der Einzel- und Gruppenpsychotherapie" verwendet und möchte nun darauf aufbauen.

Das Schlendern durch diese Halle ist begleitet durch eine unglaubliche Farbenpracht. Gewürze in den unterschiedlichsten Farben, Formen und Zuständen sind zu bewundern. Viele Gewürze gibt es gemahlen, gerebelt, in ganzen Blättern oder als Paste zubereitet. Die Nase arbeitet im Dauermarathon, da sie von Gerüchen förmlich überflutet wird. In dieser Gewürzhalle könnte man sich einen gemütlichen Platz suchen und dem bunten Treiben der Köche aller Welt zusehen. Die Gewürze sind sozusagen psychotherapeutische Techniken, die aus aller Welt, also aus allen möglichen Therapierichtungen kommen. Und die Köche, das sind Psychotherapeuten, die sich aus diesem riesigen Angebot an würzigen psychotherapeutischen Techniken bedienen. Oftmals ist nicht mehr nachvollziehbar, wo welches Gewürz entdeckt wurde oder welcher Koch es als Erster benutzte. Darum geht es in diesem Buch nicht. Die Halle ist einfach eine Schatzgrube aus unterschiedlichen Techniken verschiedenster Therapieformen. Welche Therapierichtung also exakt zum allerersten Mal eine bestimmte Technik angewendet hat, lässt sich nicht mehr feststellen. So hat sich z. B. die Schematherapie verschiedene Elemente von anderen Therapieformen zusammengesucht und eine eigene Therapierichtung daraus kreiert. In der Traumatherapie werden Elemente benutzt, die auch die Hypnotherapie verwendet. Diese Liste könnte sich sehr lang fortsetzen lassen. Impact-Techniken sind eine Bezeichnung für multisensorische Techniken. Bei dem Einsatz dieser Techniken werden Aussagen oder Verhaltensweisen von Patienten mit Gegenständen oder Bewegungen im Raum sichtbar gemacht. Diese Draufsicht ermöglicht einen Erkenntnisgewinn für Patienten

K. Vader, *Problemanalyse, Zielanalyse, Zielformulierung in der Psychotherapie*, Psychotherapie: Praxis, https://doi.org/10.1007/978-3-662-68084-1_1

und Therapeuten, welcher im Gespräch nicht möglich ist. Wissen kann so auf der emotionalen Ebene nachhaltig vermittelt werden. Die gefühlte Einstellung von Patienten zu Problemthemen können angesehen werden. Genauso Hindernisse oder Ziele. Egal aus welcher Therapieschule die Therapeuten kommen, es ist erlaubt, die verschiedensten Techniken zu kombinieren. Wer Freude am Ausprobieren und Experimentieren hat, wird mit Impact-Techniken einen Zugewinn in seinem therapeutischen Alltag haben. Attraktiv an Impact-Techniken sind mehrere Dinge. Es können alle Gegenstände benutzt werden, die gerade zur Verfügung stehen, wie Papier, Stifte, Scheren, Stühle und noch viele mehr. Auch aussortierte Spielzeuge aus so manchem Kinderzimmer sind wirklich hilfreiche Arbeitsmaterialen. Würfel können gut bei Entscheidungsthemen, Puppen für die innere Kind-Arbeit oder Pistolen für Bedrohungsthemen genutzt werden. Es kann aber auch genauso gut nur mit Positionen im Raum, mit den Wänden im Raum oder mit Bewegungen zwischen den Positionen im Raum gearbeitet werden. Es ist also eine preisgünstige Ausstattung möglich. Impact-Techniken sind einfache Übungen, sodass jeder loslegen kann, der eine Idee zu den Aussagen oder Verhaltensweisen seiner Patienten hat. Die Autorin liebt die Kombination von der Arbeit mit Gegenständen und Aufstellungsarbeiten. Die Darstellung des Themas mit Gegenständen ermöglicht eine gute Draufsicht und bringt Patienten schon dadurch ins Fühlen. Die Autorin nimmt dann mit den Patienten abwechselnd die Positionen der Gegenstände ein, damit unbewusstes Wissen bewusst gemacht werden kann. Sich in ein Ziel oder Problem einzufühlen, geht nur auf diesem Weg. Es ist auch nur durch diese Art der Arbeit möglich, als Ziel zu fühlen, dass man zum Beispiel abgestellt wurde und nicht beachtet wird. Im Gespräch beklagen sich Patienten „nur" darüber, dass sie ihrem Ziel nicht näherkommen. Durch die gestalterische Arbeit kann das Ziel erst einmal konkret definiert oder eine andere Einstellung zum Ziel erarbeitet werden. Dies erleichtert für Patienten oft den Transfer in die Realität. Oftmals wächst dadurch die Motivation, sich für das eigene Ziel einzusetzen. Es ist eine lebendige Art zu arbeiten.

Je länger ein Koch im Berufsleben steht, umso mehr Gewürze kennt er. Je länger Therapeuten mit Patienten arbeiten, desto mehr Techniken kennen sie. Die Autorin ist in ihren Seminaren immer dankbar, wenn sie sich durch den Austausch mit den Kollegen Ideen mitnehmen kann. Manchmal sind es kleine Veränderungen mit großen Wirkungen, auf die man selbst noch nicht gekommen ist. Noch einmal zurück zur Gewürzhalle. In dieser Halle sind also ganz viele Gewürze z. B. aus der Gestalttherapie, aus der Hypnose, das bildhafte Arbeiten aus der provokativen Therapie, Familienaufstellungen aus der systemischen Therapie oder Techniken aus dem Psychodrama und noch viele andere Therapieverfahren. Es geht nicht darum, nun jedes Gericht mit starken Gewürzen abzuschmecken, sondern ein Gericht, welches den Gaumen nicht so gut erreicht, so zu würzen, dass der Gaumen hellwach wird. Die Anwendung von Impact-Techniken wird nur dann relevant, wenn der Patient auf der verbalen Ebene nicht erreicht werden kann. Patienten wissen rational, dass sie wertvoll und liebenswert sind, sie fühlen es aber nicht. Dies ist ein klassisches Beispiel, in dem der Einsatz von Impact-Techniken wirkungsvoller sein kann als ein Gespräch. Impact-Techniken werden empfohlen, wenn der Therapieverlauf stagniert, ein verdecktes Thema erarbeitet werden muss, Patienten „drum herumreden", statt zum Punkt zu kommen, Patienten die Auseinandersetzung mit dem relevanten Thema meiden oder starke Verstrickungen mit Personen oder Themen aufgelöst werden müssen. Die Autorin empfiehlt, Impact-Techniken auszuprobieren und dann zu entscheiden, ob diese Art zu arbeiten gefällt oder nicht. Dafür wünscht sie Neugier und Freude und hofft, dass die Anregungen aus diesem Buch hilfreich sind.

Grundlagen der Impact-Techniken

2

▶ **Trailer**
Für die Erklärung der Grundlagen benutzt die Autorin an dieser Stelle
die Beschreibung des ersten Impact-Technik-Seminares, welches
sie selbst als Teilnehmerin 2014 zur Vorbereitung der Durchführung
eigener Seminare in Bamberg besuchte.

Zehn Kollegen aus den unterschiedlichsten Arbeitsbereichen trafen
sich an einem Freitagnachmittag in einem Bamberger Seminarraum.
Der Boden des Raumes war mit Postkarten, Holzklötzen, mit bunten
Moderationskarten, einer Schere, Stiften und verschiedenen Figuren
ausgelegt. Es wirkte ein bisschen wie ein Kreativspielzeugladen mit all
den verschiedenen Arbeitsmaterialien. Die vielen Gegenstände zogen
augenblicklich die Aufmerksamkeit auf sich, das Gehirn war sogleich im
Analysemodus und die Neugier war sofort geweckt.

Interesse wecken
Die Dozentin, die als Gestalttherapeutin tätig war, stellte sich nur kurz vor und
schritt dann ohne große einleitende Erklärung über Impact-Techniken gleich
zur Tat. Sie zerstach Papier mit der Schere, um die Thematik „Verletzung" zu
zeigen, zerriss es symbolisch für die Thematik „Zerrissenheit", zerknäulte es,
um ein „nicht sichtbares Thema" darzustellen, bewegte Steine für „veränderte
Beziehungen" und zeigte noch einiges mehr. Dieses sofortige Loslegen ohne das
Vermitteln langwieriger Theorien weckte mit diesem unkomplizierten und zeit-
nahen Einstieg bei den Teilnehmern sofort Interesse. Synapsen werden durch
Interesse aktiviert, was wiederum für Lernprozesse förderlich ist, weil Gelerntes
so besser abgespeichert werden kann. Durch die unterschiedlichsten Arbeiten mit
Gegenständen und Bewegungen in dem Seminar wurde das Gehirn durchweg in
einem wachen Zustand gehalten, sodass die Autorin einen Großteil der Übungen
bis heute erinnern kann.

K. Vader, *Problemanalyse, Zielanalyse, Zielformulierung in der Psychotherapie*,
Psychotherapie: Praxis, https://doi.org/10.1007/978-3-662-68084-1_2

Abstrakte Konzepte konkret machen

Beim Vorführen dieser einfachen Beispiele hatte die Dozentin abstrakte Konzepte konkret werden lassen. Auf eine einfache Art und Weise hatte sie abstrakte Konzepte wie „Zerrissenheit", „nicht sichtbare Themen" usw. durch die Darstellung mit Gegenständen konkret gemacht. Sie hatte gesprochene Worte dargestellt, um es so fühlbar machen zu können. Dies ist nach Meinung der Autorin die allerbeste und kompakteste Beschreibung für Impact-Techniken. Hätte die Dozentin ausschließlich über die Konzepte von „Zerrissenheit", „Verletzungen" usw. gesprochen, wäre durchschnittlich nur jedes 5. Wort abgespeichert worden. Es ist seit Längerem bekannt, dass ausschließlich verbale Informationen nur 20% Wissensvermittlung ermöglichen. Unser Gehirn arbeitet bildhaft, sodass die Erklärungen zu den abstrakten Konzepten im Gehirn nur begrenzt und auch nicht nachhaltig abgespeichert werden können, da abstrakte Begriffe kein Bild sind. Dadurch, dass die abstrakten Konzepte jedoch konkret gesehen werden konnten, haben sich die Beispiele im Gehirn eingebrannt. Es wurde ein Bild für das Gesprochene erschaffen. Unsere Sprache an sich ist sehr bildhaft, wodurch es mit Phantasie gut gelingen kann, dazu mit Gegenständen etwas auf dem Boden aufzubauen. Der Austausch mit Kollegen ist ein hilfreiches Brainstorming, um das eigene Repertoire an Ideen zu erweitern. Für die Aussage „ich kann mich nicht entscheiden" können zwei Gegenstände symbolisch für die beiden Wahlmöglichkeiten mit Abstand auf dem Boden platziert werden, damit der Patient zwischen den beiden Positionen hin und herlaufen kann. So ergeht es ihm im Alltag wirklich. Er kommt nicht zur Ruhe. Diese Darstellung kann dann in der Folge für verschiedenste Patienten verwendet werden, da es den meisten Patienten so ergeht, wenn sie diese Aussage benutzen. Individuelle Unterschiede können schnell ergänzt werden. Während ein Patient „nur" zwischen zwei Wahlmöglichkeiten hin und her läuft, sind es bei anderen Patienten drei oder noch mehr. Dies könnte dann einfach durch die entsprechende Anzahl der Gegenstände dargestellt werden. So kann für den Patienten fühlbar gemacht werden, dass z. B. körperliche Unruhe mit diesem anhaltenden Entscheidungsprozess oder dem Vermeiden des notwendigen Entscheidungsprozesses zusammenhängen. Der Patient kann dann jede Wahlmöglichkeit einmal einnehmen, indem er die Position des Gegenstandes einnimmt. So kann er fühlen, wie sich welche Entscheidung anfühlt, und der Entscheidungsprozess kann durch diese Übung gefördert werden. Auch wenn vielleicht die Entscheidung so immer noch nicht getroffen werden kann, ist diese Übung psychoedukativ wichtig, um den Zusammenhang zwischen möglichen psychosomatischen Beschwerden und dem anhaltenden Entscheidungsprozess aufzuzeigen.

Emotionen auslösen

Zurück zum Seminar nach Bamberg. Nach ein paar Vorführungen mit Gegenständen stieg die Dozentin mit Life-Arbeiten ein. Jeder Teilnehmer konnte ein eigenes Thema oder Themen von Patienten vorstellen. Wenn die verbalisierten Themen mit Gegenständen, Positionen im Raum oder Bewegungen verknüpft werden, kommen Menschen automatisch ins Fühlen, weil Emotionen ausgelöst werden. Themen werden fühlbar gemacht, sobald man sich aktiv durch diese gestalterische Arbeit mit diesen auseinandersetzt. Im Gespräch können verbal detailreiche Ausführungen bewusst oder unbewusst genutzt werden, um beispielsweise ein angstbesetztes Thema nicht angehen zu müssen. Durch die Darstellung von Aspekten des Themas wird eine gewisse Lockerheit in die Arbeit gebracht, sodass trotz aller Schwere die Emotionen gut steuerbar oder sogar positive Emotionen möglich sind. Beides beeinflusst Lernen positiv. Unter Stress hingegen sind Gehirne weniger aufnahmebereit, was sich in einer höheren Vergesslichkeit oder im „Nichtabspeichern" von vermittelten Informationen zeigt. Notwendige Suchprozesse im Gehirn laufen unter Stress oft ins Leere, sodass Erinnerungen an ähnlich erlebte Situationen nicht abgerufen werden können und somit die damals angewendeten Lösungswege nicht zur Verfügung stehen. Der Stress kann jedoch auch dazu führen, dass durch die Alarmbereitschaft des Körpers zu viel Energie verlorengeht, um dann die anstrengende richtige neue Reaktion noch zu schaffen. Mit Impact-Techniken können starke Emotionen durch körperliche Bewegung gut reguliert, bei verdrängten Themen können Emotionen aber auch gezielt ausgelöst werden, durch das Sichtbarmachen des Themas und die damit verbundene Möglichkeit, hineinfühlen zu können. Bei Überflutung sind die Synapsen in einem übererregten, bei einschläfernder Langeweile im untererregten Zustand. Der Patient sollte sich lerntheoretisch jedoch immer in einem wachen Zustand befinden, der sich zwischen Überregung und Langeweile befindet. Bei der Arbeit mit Impact-Techniken kann darauf vertraut werden, dass Emotionen ausgelöst und gut reguliert werden können und somit eine effiziente Wissensvermittlung unterstützt wird.

Wiederholungen
Zurück zum Seminar in Bamberg. Jedes Mal, nachdem die Dozentin mit einem Seminarteilnehmer eine Impact-Technik vorgeführt hatte, wurden die Übungen in Kleingruppenarbeiten verfestigt, indem nochmals andere Themen mit der vorgeführten Impact-Technik bearbeitet werden sollten. Wiederholung ist eine weitere Grundlage der Impact-Techniken. Getrost kann ein und dieselbe Technik beim selben Patienten zum selben Thema angewendet werden, da bei jeder Durchführung andere Aspekte erarbeitet werden, die helfen, das übergeordnete Thema besser zu verstehen. Zu ein und demselben Thema eines Patienten können genauso gut verschiedene Impact-Techniken eingesetzt werden, um unterschiedliche Aspekte zu erarbeiten. Die Einübung von erarbeiteten Lösungsstrategien bedarf ebenfalls Wiederholungen, da neu verknüpfte Synapsen wieder und wieder in der neuen Anordnung gefestigt werden müssen. Umlernen ist eine mühsame Arbeit. Kinder erfahren dies in ihren ersten Lebensjahren ununterbrochen beim Laufen lernen, Schlaufen binden, Jacken zuknöpfen, Reißverschlüsse schließen usw. Unverdrossen wiederholen sie es, bis sie es können. In der täglichen Arbeit verwendet die Autorin oft das Bild einer Spirale. Für ein Thema kann man etliche Runden drehen. Wichtig ist es, im Auge zu behalten, dass in jeder Runde neue Informationen hinzugewonnen wurden, sodass man mit jeder Runde einen höheren Wissensstand/eine höhere Spiralendrehung erreicht. Mit

jeder Wiederholung werden sozusagen notwendige Nachjustierungen ermöglicht. Alte Verhaltensweisen und Muster werden so lange wiederholt, bis die Anwendung neuer Verhaltensweisen attraktiv genug erscheint. Die Attraktivität kann durch eine Steigerung der eigenen Kompetenzen im geschützten Rahmen einer Therapie oder durch erste zarte Erfolge im realen Leben erhöht werden. Auf unterschiedlichen Wissensständen können unterschiedliche Informationen aufgenommen werden, auch wenn immer wieder dieselben Informationen vermittelt werden sollten. So werden Patienten in der Anfangsphase einer Therapie sehr oft mit ausschließlich neuem Wissen versorgt. Bei Patienten mit therapeutischer Vorerfahrung fallen viele Informationen in ein Netz von bereits gelerntem Wissen, sodass bereits bekannte Informationen nicht neu verknüpft werden müssen. Daher sind Wiederholungen notwendig. Zu Beginn, um theoretisch neues Wissen abspeichern zu können, später dann, um Erfahrungen aus realen Situationen abzuspeichern. Wiederholungen sind notwendig, um gewünschte Verhaltensweisen und Muster in eine gute Kondition zu bringen. Dieser Lernprozess ist jedoch nur möglich, wenn die Patienten beginnen, neue Verhaltensweisen auszuprobieren. Wenn sie immer wieder aus alten ungünstigen Verhaltensweisen heraus agieren, dann unterstützt der Wiederholungsprozess hier leider die Festigung derselben und erhält das Beschwerdebild aufrecht. Es ist dann wie ein unerwünschter Trampelpfad durch eine Rosenrabatte, der nie verschwindet. Der gewohnte Weg ist vertrauter und bequemer, als den neuen richtigen Weg um die Rabatte herum zu laufen. Wenn es um mentale Trampelpfade geht, besteht die Schwierigkeit darin, dass der alte Weg nicht abgesperrt werden kann. Dies geht nur bei der Rosenrabatte, nicht aber im Gehirn. Wie bereits erwähnt, neue Verhaltensmuster zu entwickeln und auszuprobieren, ist mühsam und bedarf auch bei der hohen Wirksamkeit der Impact-Techniken vieler Wiederholungen.

Einfach ist einfacher
Nun wieder zurück zum Bamberger Seminar. Es ist inzwischen Sonnabend und noch immer hat die Kursleiterin keine komplizierten Übersichten oder aufwendige PowerPoint-Präsentationen verwendet, auf denen die Dynamik der Zusammenhänge erst mit drei weiteren komplizierten Modellen zu verstehen ist. Sie hat die Zusammenhänge ganz einfach mittels multisensorischer Techniken gezeigt. Eine ungewohnte, jedoch wirkungsvolle Grundlage von Impact-Techniken besagt, Dinge auf einfache Art und Weise zu zeigen, weil einfach einfacher ist. Lerntheoretisch kommt diese Grundlage Gehirnen dahingehend entgegen, dass sie sich bei einfachen Darstellungen voll und ganz auf die Darstellung konzentrieren können. Bei komplizierten Darstellungen müssen im Gehirn erst Suchprozesse aktiviert werden, um die Modelle, die nötig sind, um das aktuelle Modell zu verstehen, zu finden. Einfacher umschrieben, für jedes theoretische Modell wird im Gehirn ein Suchlauf gestartet. Wenn mehrere Suchläufe gleichzeitig laufen, dann dauert es eben länger, bis das Gesuchte gefunden ist. So ist es mit Erklärungen. Je komplizierter, um so mehr Suchläufe werden gestartet. Der englische Philosoph Wilhelm von Ockham, der im 13. Jahrhundert lebte, soll gesagt haben, dass von mehreren möglichen Erklärungsmöglichkeiten für einen Umstand immer

die einfachste vorzuziehen sei. Auch Jesper Juul (Juul, 2012) plädiert für kurze eindeutige Aussagen in der Kommunikation mit Kindern. Lange Erklärungen blockieren die Aufnahmekapazität des Gehirns, weil die Suchläufe zu umfassend werden oder bei ganz langen Erklärungen das Interesse so stark sinkt, dass die Aufnahmekapazität des Gehirns dadurch eingeschränkt wird. Karpmann (2016) beschreibt in seinem Buch „Ein Leben ohne Spiel", dass er sich an die Regeln von Dr. Eric Berne, dem Vater der Transaktionsanalyse, gehalten habe. Berne stellte drei Regeln auf, um eigene Theorien zu formulieren. Diese drei Regeln besagen, dass man sich an das Prinzip der Einfachheit halten und das Gesagte in einer leicht verständlichen Sprache vermitteln solle. Des Weiteren sollten nur Sachverhalte vermittelt werden, die in einem Diagramm darstellbar sind. Es gibt also einige bekannte Persönlichkeiten, die mit dieser Grundlage „Einfach ist einfacher" erfolgreich gearbeitet haben.

Bekannte Informationen nutzen
Inzwischen ist es Sonntagvormittag und das Bamberger Impact-Technikseminar ist in der Endphase angekommen. Bis zum Schluss des Seminars wurden Themen mit Gegenständen und durch verschiedene Positionen im Raum dargestellt. Mittels zerknüllten Papieres wurden unterdrückte oder abgewertete Zustände dargestellt. Tierfiguren dienten der Darstellung bestimmter Charaktereigenschaften. Der kluge Fuchs, die kluge Schildkröte, der starke Löwe, der ängstliche Hase sind einige Beispiele für das Konkretisieren von abstrakten Konzepten wie Mut und Stärke. Wenn Märchen bekannt sind, in denen ein kluger Fuchs oder ein starker Löwe oder ein ängstlicher Hase vorkommen, dann können diese bereits bekannten Informationen genutzt werden. Wenn Patienten ihre Problematik schildern, dann tun sie dies oft in einer bildreichen Sprache, die als Start in eine Impact-Technik gut verwendet werden können. In diesen Bildern sind bereits bekannte Informationen des Patienten verpackt. Wenn Patienten von einer Lebensphase wie eine stürmische See berichten, in der sie immer wieder unterzugehen drohen, dann könnte die stürmische See durch eine Vielzahl von Gegenständen dargestellt werden, die dann auf einmal auf einen Gegenstand fallen und diesen dadurch unter sich begraben. Dieser Gegenstand würde für den Patienten stehen. Der Patient hat ein Bild zur Beschreibung seiner Lebensphase angeboten und signalisiert, dass er die Information besitzt, dass zu viele Ereignisse ihn zuschütten können. Im Seminar wurden in allen Übungen bereits bekannte Informationen genutzt. Es gab eine Teilnehmerin, der ein Arbeitsplatzwechsel bevorstand. Dieses Beispiel wurde als Anlass für eine Trauer- und Abschiedsübung genutzt. Das Bild war eine Brücke, die symbolisch durch ein Seil dargestellt wurde. Ein Gegenstand stand für die aktuelle Arbeitsstelle an einem Seilende, ein zweiter Gegenstand diente am anderen Seilende der Darstellung der neuen Arbeitsstelle. Dann musste die Kursteilnehmerin über diese Brücke laufen, sich dabei von alten Dingen verabschieden, um wirklich am neuen Platz ankommen zu können.

Alle zur Verfügung stehenden Informationen über den Patienten und seine Probleme können in die Impact-Technik einfließen. So gehört an die Lebenslinie jede depressive Phase durch einen Gegenstand dargestellt. Wenn ein Patient sagt, dass ihm die Angst im Nacken hocke, dann sollte in der Darstellung diese Angst durch einen Gegenstand symbolisch hinter den Gegenstand gestellt werden, welcher für den Patienten steht. Es gibt zahlreiche Beispiele, wie die bildhaften Aussagen von Patienten anhand solcher Darstellungen sichtbar gemacht werden können. Durch die Draufsicht und auch durch das Einnehmen der verschiedenen Positionen wird ein Hineinspüren ermöglicht. In den bildhaften Aussagen stecken wichtige Informationen, wie der Patient sich fühlt. Ein und dieselbe Impact-Technik kann dabei der Bearbeitung völlig unterschiedlicher Themen dienen.

Lust und Spaß in der Therapie
Eine weitere Grundlage von Impact-Techniken ist Lust und Spaß in der Therapie zu haben. Beides kann nicht erzwungen werden. Aus der jahrelangen Erfahrung der Autorin bringt die Arbeit mit Gegenständen jedoch automatisch Lust und Spaß in die Therapie, und das für Patienten und Therapeuten. Das Bamberger Impact-Seminar war durchweg durch die gestalterische Arbeit aufgelockert und führte immer wieder zu humorvollen Darstellungen, Aussagen und Erkenntnissen. Oftmals ist auf therapeutischer Seite ein Bild vom idealen Therapeuten sehr weit weg von Humor. Ein Therapeut, der immer ernst und professionell ist, der immer die richtigen Fragen und Antworten parat hat, der immer die richtigen Worte findet, der innerlich nie ratlos ist … solch ein Bild tragen viele Kollegen in sich. Dass Lust und Spaß in der Therapie wichtige Elemente in der Behandlung sind, weil sie für die therapeutische Beziehung als auch für die Wissensvermittlung wichtig sind, kommt in den Psychotherapieausbildungen zu kurz. Aus den Rückmeldungen vieler Patienten wird die lockere Arbeitsatmosphäre als hilfreich beschrieben. Die Kontaktaufnahme zu Mitpatienten in der Gruppe wird erleichtert, und im Einzeltherapiesetting wirkt der Therapeut eben nicht wie eine zur Salzsäule erstarrte Instanz der Allwissenheit, sondern ermutigt durch eine bodennahe gestalterische Arbeit zur Selbstöffnung.

Multisensorisches Lernen
Rückblickend wurden im Bamberger Seminar alle Sinne angesprochen. Der akustische Kanal durch die Sprache und Geräusche, der visuelle Kanal durch beschriebene Bilder und Darstellungen mit Gegenständen auf dem Boden. Der kinästhetische Kanal wurde durch Bewegungen oder bestimmte einzunehmende Körperhaltungen angesprochen. Durch manche verwendeten Bilder oder Metaphern wurden der olfaktorische und gustatorische Kanal aktiviert.

Je mehr Sinneskanäle durch die Impact-Techniken angesprochen werden, umso nachhaltiger werden die vermittelten Informationen abgespeichert. Es gilt hier die Grundlage der Impact-Techniken des multisensorischen Lernens. Wenn man ein neues Gewürz kennenlernt, so wird es leichter im Gedächtnis behalten, wenn alle Sinne benutzt werden können, um dieses Gewürz zu erkunden. Ein fremdes Gewürz anzufassen, zu beschnuppern, es zu verkosten oder das Geräusch zu hören, wenn es in den Fingern zerrieben wird, führt dazu, dass man es bis in alle Ewigkeit erinnert.

Hier die Grundlagen von Impact-Techniken kurz zusammengefasst:

- Interesse wecken
- Abstrakte Konzepte konkret machen
- Emotionen auslösen
- Wiederholung
- Einfach ist einfacher
- Bekannte Informationen nutzen
- Lust und Spaß an der Arbeit
- Multisensorisches Lernen

Wenn diese Grundlagen bei der Arbeit berücksichtigt werden, dann ist eine effiziente und nachhaltige Wissensvermittlung gesichert. Nicht umsonst gibt es den Ausspruch, dass Wissen Macht sei. Je mehr Patienten über sich selbst und über ihre Probleme und Ziele wissen, umso wahrscheinlicher ist es, dass sie in Bezug auf psychische Konflikte beschwerdefrei werden können.

Arbeitsmaterialien

▶ Es kann jederzeit mit Gegenständen aus der Umgebung gestartet werden. Hilfreich ist es jedoch, ein gewisses Equipment zu haben. Bestimmte Gegenstände werden überzufällig oft ausgewählt. Der Ritter für den Kampfmodus, der Stoffkackehaufen für belastende Themen oder Personen, der Weihnachtsmann für dominante Personen, der kleine Hase für die eigene Angst usw. Patienten finden sehr schnell eigene Assoziationen und benutzen, was angeboten wird. An dieser Stelle nur einige Beispiele von Gegenständen mit deren häufiger Assoziation.

Matroschka. Mit den ineinander gestapelten Puppen kann das Konzept des inneren Kindes gut erklärt werden. Die äußerste Puppe hört das Klappern der innersten Puppe symbolisch für die Unruhe oder die Angst des inneren Kindes sehr gut. So kann erarbeitet werden, was die äußere Puppe, also der Patient tun kann, um das innere Kind zu beruhigen, zu ermutigen oder zu trösten. Alternativ könnte ein Stift in einer Tasse klappern.

Rätselkiste. Bei dieser Rätselkiste sieht es durch einen Deckelgriff nur so aus, als ob der Deckel aufginge wie immer. Das ist aber ein Trugschluss und man muss hin und her probieren, wie die Kiste nun aufgeht. Diese kleine Holzkiste nutzt die Autorin, um kognitive Umstrukturierung zu erklären. Es ist notwendig, umzudenken. Jede andere Art von kleinen Knobelutensilien kann dies genauso gut leisten. Während die Patienten bis zur Lösung knobeln und tüfteln, können Therapeuten so die Notwendigkeit von Umdenken und die Vorgänge von Bahnung neuer synaptischer Verbindungen erklären.

K. Vader, *Problemanalyse, Zielanalyse, Zielformulierung in der Psychotherapie*, Psychotherapie: Praxis, https://doi.org/10.1007/978-3-662-68084-1_3

Seile. Mit Seilen können Patienten „gefesselt" werden. Dies symbolisiert zum Beispiel Gedankenmuster, die einengend oder fesselnd sind. Genauso gut kann mit einem Seil eine Grenze um Patienten gelegt werden, um Themen wie Abgrenzung oder grenzüberschreitendes Verhalten von Mitmenschen aufzuzeigen. Sollte kein Seil zur Verfügung stehen, kann ein ausrangierter Schnürsenkel, ein Gürtel, ein Ladekabel oder ein Schal genutzt werden.

Gummiband. Gedanken, die Patienten immer wieder in alte Verhaltensmuster zurückbringen, können mit einem Gummiband ganz gut dargestellt werden. Der Patient hält ein Ende fest, der Therapeut das andere Ende. Wenn der Patient dann mutig mit neuen Gedanken losgeht, kann der Therapeut ihn zurückziehen und dabei die alten gewohnten Gedanken hörbar sagen. So kann dargestellt werden, was viele Patienten beschreiben … die inneren Stimmen. Statt des Gummibandes kann ein Theraband oder ein Haargummi verwendet werden. Wenn gar nichts im Raum verfügbar ist, dann können Therapeuten die Patienten bitten, mit den neuen Gedanken loszulaufen und sie dann mit einem Griff an die Schulter immer wieder zurückziehen.

Stoffkater Garfield. Meistens wird der Stoffkater Garfield gewählt, um Gelassenheit oder Ruhe darzustellen.

Gymnastikbänder. Diese gibt es preiswert im Internet zu kaufen. Gymnastikbänder sind die flatternden Bänder an Stäben, die von Bodenturnerinnen sehr kunstvoll eingesetzt werden. Sie lassen sich hervorragend nutzen, um aufzuzeigen, wie beschäftigt jemand mit einem Thema oder negativen Gedanken ist. Mit der Aufforderung, dieses Gymnastikbands stellvertretend für ein Thema oder negative Gedanken so zu bewegen, dass sich eine Spirale mit dem Band bildet und darauf zu achten, dass die Spirale durch ständige Bewegung erhalten bleibt, beschäftigt sehr einnehmend. So kann verdeutlicht werden, dass die Konzentration nur auf dieses eine Thema oder auf die negativen Gedanken gerichtet ist. Für etwas anderes reicht die Konzentration nicht aus.

Papier. „Es zerreißt mich" kann gut mit Papier dargestellt werden. Es kann eingerissen werden und der Patient kann zeigen, wie weit er eingerissen ist. „Ich bin so hin und her gerissen" oder „ich fühle mich so zerrissen" kann durch wirklich zerrissenes Papier dargestellt werden. Es kann dann erarbeitet werden, was benötigt wird, um entweder nicht ganz durchzureißen oder wieder ganz zu werden. „Mir geht es sehr schlecht" kann durch zerknülltes Papier dargestellt werden. So kann dann ebenfalls erarbeitet werden, was benötigt wird, um wieder geglättet oder glatter zu werden. Mit einem Papier kann zum Thema Standpunkt gearbeitet werden, indem ein Blatt Papier einfach am Boden als Standpunkt dient. In einem Rollenspiel durch verrücken des nun sichtbaren Standpunktes kann erarbeitet werden, welche Argumente in einer Auseinandersetzung den Standpunkt genau aufzeigen, ihn verdecken, eine Person weiter weg oder näher an eine andere Person bringt. Papier ist also vielfältig einsetzbar und meistens auch verfügbar.

Stoffkackehaufen. Dieser wird mit am häufigsten gewählt und steht für die unterschiedlichsten negativen Themen. Mit ihm wird eine Erkrankung, belastende Symptome, eine toxische Beziehung oder auch Person(en) dargestellt. Bei der Arbeit zur Biografie, welche mit einem Seil plastisch gut dargestellt werden kann, liegt er häufig für Life Events, die einen großen negativen Einfluss auf die Entwicklung der Patienten hatten. So kann er für den Verlust des Vaters durch Tod oder die Scheidung der Eltern liegen und markiert damit stark einschneidende Veränderungen.

Igelbälle. Diese können vielfältig eingesetzt werden, da sie durch unterschiedliche Farben unterschiedliche Themen markieren können. Sie können aber auch verwendet werden, um verletzende Aussagen zu symbolisieren. Die Bälle können auf den Patienten geworfen werden. So kann erarbeitet werden, wie sich der Patient wehrt, wie seine Abwehrstrategien abgeändert werden müssen. Beim Werfen wird niemand verletzt, da die Bälle keine scharfen Kanten haben. Sie können für Aussagen wie: „Mein Mann/meine Frau stößt mich immer weg" benutzt werden. Ein Igelball kann symbolisch für den Patienten stehen und Therapeuten können sich durch Fußtritte gegen den Ball zeigen lassen, wodurch und wie stark jemand weggestoßen wird. So können auch wieder Strategien erarbeitet werden, was gegen das „Wegstoßen" benötigt wird.

Tassen/Becher. Tassen und Becher oder auch andere Gefäße können gut für die Arbeit zum Selbstwertgefühl genutzt werden. Es kann erarbeitet werden, wie gut jemand darauf achtet, was er sich in sein Gefäß geben lässt, und was er tun kann, um Dinge, die er nicht mag, abzuwehren, damit sie gar nicht erst in das Gefäß kommen. Es kann auch erarbeitet werden, was notwendig ist, um ungute Dinge, die jemand in seinem Gefäß hat, wieder loszuwerden.

Raumwände. Können sich Patienten nicht entscheiden, dann können die Wände eines Raumes genutzt werden. Die eine Wand steht für eine Wahlmöglichkeit, die andere Wand für eine andere Wahlmöglichkeit. Bei Bedarf kann noch eine dritte oder vierte Wand hinzugenommen werden. Der Patient kann dann zeigen, wie seine Position ist. Was spricht für die eine oder für die andere Wahlmöglichkeit. In der Arbeit mit Bewegung kommt zu der rationalen Arbeit die Gefühlsebene hinzu. Wenn sich der Patient vorstellt, dass er sich für die eine Wand/Wahlmöglichkeit entschieden hat und sich zu der Wand stellt, kommen entsprechende Gefühle hoch. Dann kann er die Wand wechseln. So kann ein Entscheidungsprozess unterstützt werden. Ebenso gut können die Wände unterschiedliche Einstellungen zu sich selbst darstellen. Eine Wand könnte dann z. B. die Einstellung „Ich bin wertvoll" und eine andere Wand könnte die Einstellung „Ich bin nur wertvoll, wenn ich viel leiste" symbolisieren. Dann kann sich der Patient so positionieren, dass sichtbar ist, wie weit er bei der einen Einstellung ist und was er braucht, um weiter zur guten Einstellung zu kommen. Durch die Bewegung wird auch hierbei eine intensive gefühlsfokussierte Arbeit möglich.

Fazit

Die Liste könnte auch hier unendlich weitergeführt werden. Am Ende kann sich jeder Therapeut eine Ausstattung zusammenstellen, die ihm gefällt. Die Autorin bekommt immer wieder die Rückmeldung von Kollegen, dass sie experimentier- freudiger und mutiger werden, wenn sie einfach ein paar Übungen ausprobieren. Dazu gehört auch, einfach alle zur Verfügung stehenden Gegenstände zu benutzen. Assoziationen fallen auch Patienten immer leichter ein, je häufiger sie mit Gegen- ständen arbeiten. Und den meisten Patienten macht es Freude, sich bewegen zu können, Gegenstände auswählen zu können und damit etwas zu gestalten. Unerwartete Aha-Effekte und beeindruckend intensiv gefühlte Erkenntnisse sind der Lohn für den Mut des Experimentierens. Es ist gut, wenn einem die Gegen- stände selbst gefallen, dann macht die Arbeit mehr Freude.

Impact-Techniken zur Problem- und Zielanalyse sowie zur Zielformulierung

4

> In diesem Kapitel beschreibt die Autorin zahlreiche Varianten der Problem- und Zielanalyse mithilfe von Impact-Techniken. Patienten kommen mit einem Leidensdruck in die Therapie, der oftmals nur für eine Wunschäußerung nach Linderung reicht statt für eine definierte Zielformulierung. In den Fallbeispielen dieses Kapitels zeigt die Autorin auf, wie detailliert konkrete Aspekte herausgearbeitet werden können und müssen, um ein Ziel zu benennen und um ein Ziel von einem Wunsch zu unterscheiden. Als äußerst hilfreich erweisen sich dabei immer wieder Impact-Techniken, sodass in allen Fallbeispielen Anregungen zur Entwicklung eigener Impact-Techniken zu finden sind.

4.1 Zielklärung durch Psychoedukation bei permanentem negativem Denken

Depressive Erkrankungen zählen mit zu den häufigsten Behandlungsgründen in psychotherapeutischen Praxen. Aus therapeutischer Sicht ist der Zusammenhang zwischen Denken, Handeln und Fühlen so selbstverständlich wie die Butter auf dem Brot. Für Patienten ist dieser Zusammenhang jedoch oft nicht erkennbar. Auch wenn in den Medien zunehmend offener über depressive Erkrankungen, die Auswirkungen negativen Denkens auf die psychische Befindlichkeit und die Behandlungsmöglichkeiten berichtet wird, können Patienten dieses theoretische Wissen oft nicht auf sich selbst übertragen. In einer depressiven Phase fühlen sich bewusst gedachte positive Gedanken nicht sofort gut an, sodass die Patienten den Zusammenhang zwischen Denken, Handeln und Fühlen häufig anzweifeln. An dieser Stelle sind Impact-Techniken sehr effizient, weil theoretisches Wissen ins Fühlen gebracht werden kann. Mit diesen multisensorischen Techniken können Stressoren jeglicher Art sofort fühlbar gemacht werden.

K. Vader, *Problemanalyse, Zielanalyse, Zielformulierung in der Psychotherapie*, Psychotherapie: Praxis, https://doi.org/10.1007/978-3-662-68084-1_4

4.1.1   Patientenvorstellung

Die Anfang 30-jährige Patientin hatte im Erstgespräch typisch depressive Beschwerden beklagt. In ihrer Herkunftsfamilie zeigte sich eine familiäre Häufung bezüglich depressiver Beschwerden. In ihrer Kindheit habe es durch die Scheidung der Eltern viele Streitigkeiten gegeben, die sich über einige Jahre hinzogen. Nach der Scheidung habe die Mutter massive gesundheitliche Probleme bekommen, körperlich wie auch psychisch, sodass kurz zusammengefasst die Patientin nach der Scheidung der Eltern mit 12 Jahren das Kind einer psychisch und körperlich kranken Mutter wurde. Inzwischen sind die Verhältnisse und Beziehungen in der Herkunftsfamilie geordnet.

Die Patientin selbst lebt seit einigen Jahren in einer festen Beziehung, das Paar hat einen gemeinsamen Sohn im Vorschulalter. Beide arbeiten, die Familie ist finanziell abgesichert. Der Patientin gehe es seit ungefähr einem halben Jahr schlechter. Sie sei eher ein ernster Typ. Diese Informationen wurden im Erstgespräch erfasst. Die Diagnostik erfolgte nach dem Erstgespräch und verifizierte eine mittelgradig depressive Episode.

4.1.2   Stundenanliegen

Die Patienten kommen oftmals mit dem nachvollziehbaren und doch unkonkreten Wunsch, dass es ihnen einfach nur wieder besser gehen solle. *Dass* sie etwas dafür tun müssen und *was* sie dafür tun können, ist ihnen oftmals unklar. So hatte auch diese Patientin bis dato „nur" den Wunsch an die Therapie, dass es ihr wieder besser gehen soll. Daher war es das Anliegen der Therapeutin für diese Stunde, die Patientin mit einer Psychoedukation mit ins Therapieboot zu holen.

4.1.3   Entwicklung der Impact-Technik für diese Stunde

Wie kann die Psychoedukation sichtbar gemacht werden? Genauer gesagt, wie kann die Auswirkung von negativen oder positiven Gedanken auf den Körper und die Psyche aufgezeigt werden? Am einfachsten ist es, die unterschiedlichen Arten von Gedanken durch unterschiedliche Gegenstände aufzuzeigen. Die Autorin nutzt dazu in ihrer Arbeit 2 Igelbälle, die sie mit bestimmten Assoziationen verknüpft. Ein gelber Ball hat eine sonnige Farbe. Sonne mag die Autorin und so steht der gelbe Ball für „sich wohlfühlen". Der gelbe Ball steht für Gedanken, die der Psyche guttun. Rot ist eine Signalfarbe und bedeutet eine Gefahr irgendeiner Art oder etwas Ungutes. Der rote Ball steht also für Gedanken, die nicht guttun. Mit diesen beiden Bällen arbeitet die Autorin sehr oft, um die Unterscheidung zwischen wohltuenden/heilsamen/stärkenden/ermutigenden Gedanken und druckerzeugenden/krankmachenden/schwächenden/entmutigenden Gedanken sichtbar zu machen. Im Erstgespräch wurden die oben aufgeführten biografischen

Daten und Beschwerden der Patientin gesammelt. Auf Nachfragen in dieser zweiten Sitzung hin, ob sie eine Idee habe, wieso sie depressiv erkrankt sei, hat sie außer der familiären Vorbelastung keine Idee. Da in den Schilderungen der Patientin die permanenten negativen Formulierungen auffallen, die ausreichend sind, die Stimmung zu drücken, ist es aus therapeutischer Sicht notwendig, die Macht der Gedanken auf die Gefühle spürbar machen. Wenn im Sitzen die Auswirkung von negativen und positiven Gedanken auf den Körper besprochen werden, dann kann der Patient körperlich keinen Unterschied bemerken. Deswegen ist es empfehlenswert, Patienten in Bewegung zu bringen. Im Sitzen ist es sehr schwierig, Veränderungen in der Körperhaltung zu bemerken. Im Stehen ist dies einfacher möglich. Diese körperlichen Veränderungen sollen bei dieser Impact-Technik für die Patientin spürbar gemacht werden.

Bei Impact-Techniken gilt, dass mit dem ersten spontanen Einfall gearbeitet wird.

4.1.4 Stundenverlauf

Th.: Sie haben mir jetzt davon berichtet, dass Sie sich Sorgen machen, dass Ihrem Sohn etwas passieren könnte, Sie krank werden könnten, Ihre Beziehung nicht halten könnte, Sie Ihren Job verlieren könnten. Das sind alles Gedanken, die immer wieder mal kommen können.

Pat.: Ja, ich weiß. Manchmal denke ich diese Gedanken und kann sie einfach abhaken. Aber seit einiger Zeit gelingt das nicht mehr. Da beschäftige ich mich nur noch mit diesen Gedanken.

Th.: Das sind ja auch alles wichtige Gedanken. Evolutionär gesehen sind wir darauf trainiert, uns unentwegt mit den Katastrophen des Lebens auseinanderzusetzen. Unseren Vorfahren hat diese Art zu denken das Leben gerettet. Wackelt der Busch, weil es windig ist oder weil der Säbelzahntiger dahinter sitzt und mich als Snack vernaschen will? Hält der Ast oder falle ich runter und kann nicht gerettet werden, weil es einfach noch keinen Rettungsdienst, Medikamente und Operationen gibt? Unsere Vorfahren haben also ständig überprüft, ob wir überleben können. Deswegen sind wir bis heute so trainiert darin, alles Mögliche zu überdenken.

Pat.: Aha, dann müssten die ja alle depressiv gewesen sein...?

Th.: Der Einwand ist richtig. Ob ich depressiv werde oder nicht, hängt davon ab, ob ich mit dem negativen Gedanken verschmelze oder nicht. Also ich beschränke mich jetzt nur auf die Macht der Gedanken. Es gibt noch hormonelle Gründe oder Tumoren oder medikamentöse Nebenwirkungen usw., die eine Depression füttern können. Jetzt im Moment geht es mir nur darum, Ihnen die Macht der Gedanken zu zeigen.

- Die Therapeutin steht auf.

Th.: Dazu lege ich Ihnen 2 Igelbälle im Abstand von 2 m auf den Boden. Der gelbe Ball bedeutet, dass es mir gut geht. Der rote Ball bedeutet, dass es mir nicht gut geht. Die 2 m dazwischen lassen Spielraum für viele verschiedene Gemütszustände. Wir sind ja nicht jeden Tag gleich gut drauf. Ich stelle mich jetzt mal zum roten Ball und Sie kommen bitte mal mit zu mir.

- Die Patientin hat die ganze Zeit interessiert zugehört und wirkt neugierig, seit die Therapeutin aufgestanden ist.

Th.: Nennen Sie mir jetzt einfach mal einen negativen Gedanken.

Pat.: Meinem Sohn könnte was passieren. Das ist aber auch so, und ich denke, dass sich jede Mutter, alle Eltern Sorgen um Ihre Kinder machen.

Th.: Ja genau. Und wie gesagt, die Gedanken sind wichtig und werden uns unser Leben lang begleiten. Nur unser Umgang mit ihnen, der sollte so sein, dass wir uns trotz Sorgen um die Kinder noch gut fühlen. Während Sie diesen Gedanken denken, was fühlen Sie dabei?

Pat.: Ich stelle mir vor, was ihm alles passieren könnte.

Th.: Ja, und wenn Sie sich das alles vorstellen, wie geht es Ihnen dabei, was für Gefühle kommen da hoch?

Pat.: Ich werde unruhig, und wenn ich noch eine Weile darüber nachdenke, dann habe ich einen Kloß im Hals. Die Bilder davon, was ihm alles passieren könnte, werden immer konkreter.

Th.: Hm, das ist ein gutes Beispiel dafür, dass Sie mit dem Gedanken verschmelzen, sozusagen mit dem Gedanken fusionieren. Ich bitte Sie, dass Sie mir mal nachsprechen: Ich habe den Gedanken, meinem Sohn könnte was passieren.

Pat.: Ich habe den Gedanken, meinem Sohn könnte was passieren

- Nach dem Satz schaut sie die Therapeutin leicht lächelnd an.

Th.: Ok, was macht das mit Ihnen, wenn Sie diese Worte „Ich habe den Gedanken“ vor Ihren Gedanken setzen?

Pat.: Ach so, ah… warten Sie. Ich habe den Gedanken, meinem Sohn könnte was passieren.

- Sie fühlt in sich hinein.

Pat.: Das bringt mich ein bisschen weg von dem Gedanken, der wird abgeschwächt.

Th.: Ok, zeigen Sie mir bitte, wohin Sie das bringt. Wir stehen ja die ganze Zeit beim roten Ball, der für ungutes Fühlen steht.

- Die Patientin geht eine Fußbreite in Richtung des gelben Balles.

Pat.: Also mehr macht das nicht.

Th.: Der erste Schritt ist sehr wichtig. Ich bitte Sie, dass Sie mir nochmal nachsprechen. Ich habe schon wieder den Gedanken, meinem Sohn könnte etwas passieren.

Pat.: Ich habe schon wieder den Gedanken, meinem Sohn könnte etwas passieren. Hm, das merke ich schon etwas mehr.

Th.: Gut, zeigen Sie mir bitte, wie weit Sie das vom roten Ball wegbringt.

- Die Patientin macht einen kleinen Schritt in Richtung des gelben Balles.

Th.: Gut. Diese Technik nennt man Defusion (Russ, 2013). Wir verschmelzen, fusionieren manchmal mit unseren Gedanken. Wir sind aber mehr als unsere Gedanken. Wenn wir uns also bewusst machen, dass wir Gedanken haben, wir aber wir sind, dann sind wir Menschen mit Gedanken. Versicherungsvertreter sind zum Beispiel Spezialisten darin, ständig alle möglichen Katastrophen zu denken, ohne dabei jedes Mal depressiv zu werden. Das sind Menschen, die uns alle möglichen Katastrophen ausmalen können, die wir absichern sollten. Wenn wir es schaffen, zu realisieren, dass wir gerade „nur" Gedanken haben, dann verschmelzen wir nicht mit den Gedanken. Lassen Sie uns Ihren Gedanken nochmal singen. Wir nehmen einfach die Melodie von „Happy Birthday".

- Die Therapeutin und die Patientin singen zur Melodie von Happy Birthday: Ich habe den Gedanken, meinem Sohn könnte etwas passieren. Nachdem beide zusammen das mehr schlecht als recht hinbekommen haben, weil das wirklich herausfordernd ist, macht die Patientin einen recht großen Schritt in Richtung des gelben Balles.

Pat.: Also das habe ich jetzt deutlich gemerkt. Jetzt ist es nur noch ein Gedanke. Ich verstehe, was Sie mit Defusion meinen.

Th.: Das freut mich. Wichtig ist, der Gedanke ist wichtig und hat seine Berechtigung und wird auch immer mal wieder aufploppen. Wenn Sie es schaffen,

*dass Sie den Gedanken nur einen Gedanken sein lassen, also nicht mit ihm ver-
schmelzen, dann können Sie viel dazu beitragen, dass es Ihnen gefühlsmäßig gut
geht.*

- Die Therapeutin und die Patientin gehen nochmal zum roten Ball zurück. Die
  Therapeutin bittet die Patientin, zu zeigen, wie sie mit einem anderen negativen
  Gedanken die Defusion schaffen könnte. Das klappt schon schneller. Danach
  kann sich die Patientin setzen und die Therapeutin erklärt ihr im Stehen,
  dass es etliche Faktoren gibt, die Menschen jederzeit zum roten Ball bringen
  können, wie z. B. schwere Erkrankungen, Verluste oder Schlafmangel. Dabei
  stellt sich die Therapeutin zum roten Ball. Mit weiteren Beispielen erklärt die
  Therapeutin, was alles getan werden kann, um das psychische Wohlbefinden
  positiv zu beeinflussen. Dabei geht sie mit jedem Beispiel entweder zum roten
  oder gelben Ball. Diese Wiederholungen sind wichtig für die Patientin, damit
  der Transfer verschiedener Beispiele in den Alltag gelingt.
- Die Patientin meldet der Therapeutin am Stundenende zurück, dass ihr das hin-
  und herlaufen zwischen den Bällen sehr geholfen habe, um zu verstehen, wie
  Gedanken das psychische Befinden beeinflussen können, und dass es ihr auch
  die Augen geöffnet habe, dass ein Sich-Ständig-Wohlfühlen gar nicht Ziel sein
  kann. Es gibt einfach Erlebnisse, bei denen man sich schlecht fühlt und gerade
  das ist gesund. Wenn jemand unbeeindruckt vom Tod seines geliebten Ehe-
  partners ist, dann ist das psychologisch gesehen bedenklich. Auch dies haben
  ihr die verschieden Beispiele durch die Therapeutin aufgezeigt.

4.1.5 Fazit

Es ist gelungen, die Macht der negativen Gedanken auf eine einfache Art und
Weise fühlbar zu machen. Durch die Arbeit mit dem gelben und roten Ball wurde
für die Patientin ein Anker für den Alltag und für folgende Stunden gesetzt.
Die Therapeutin kann sich in den Folgestunden einfach darauf beziehen, ob
geschilderte Verhaltensweisen auf der Verhaltensebene oder auf der mentalen
Ebene die Patientin zum roten oder gelben Ball bringen. Es konnte durch diese
Impact-Technik eine erste Sofortstrategie ausprobiert werden, indem Gedanken
ausprobiert wurden und in den Körper hineingefühlt werden konnte. Durch die
Wiederholungen wurde diese Strategie gefestigt und auf verschiedene Beispiele
aus dem Alltag der Patientin transferiert. Im Gespräch könnte man Skalen ein-
führen, um erfassen zu können, wie weit die eben angewendete Defusionstechnik
den Patienten in einen guten emotionalen Zustand bringen könnte. Die
Defusionstechnik im Sitzen anzuwenden ist vergleichbar mit einem Verdauungs-
spaziergang im Sitzen. Im Stehen hat die Anwendung der Techniken eine intensive
Wirkung, da Patienten so ihren Körper besser spüren können.

Die Impact-Technik wurde im Fallbericht für eine Einzeltherapiesitzung
beschrieben. Sie ist genauso gut im Gruppentherapiesetting anwendbar. Die oben
beschriebene Technik könnte in einer Gruppentherapiesitzung für ein Gruppen-
mitglied als Einzelübung durchgeführt werden. Die anderen Teilnehmer sind

dann Beobachter. Als Beobachter arbeiten Patienten ebenfalls sehr aktiv mit. Je nach zeitlichem Rahmen könnte der nächste Patient dieselbe Übung durchführen. Diese Vorgehensweise hätte den Vorteil, dass nach dem ersten Durchlauf mit dieser Übung jeder nachfolgende Patient schon teilweise vorbereitet in die Übung starten kann und zudem noch Variationen erarbeitet werden können. Jeder Patient beschreibt andere Aspekte, die ihn bewegen, die dann wiederum für die Beobachter wichtige Informationen darstellen.

Wenn mit Gegenständen gearbeitet wird, empfiehlt die Autorin, die Gegenstände immer auf den Boden legen zu lassen. So können in der Übung Patienten und Therapeuten die Position selbst einnehmen. Wenn die Positionen der Gegenstände eingenommen werden, dann ist es wichtig, die Blickrichtung der Gegenstände zu übernehmen.

Bei der Entwicklung dieser Impact-Technik wurde am Beginn des Fallberichtes ganz einfach die Unterschiedlichkeit der Gedanken auf Gegenstände übertragen. Eine andere Variante wäre es, den Patienten an eine Stelle in den Raum zu stellen. Auf einen imaginären Weg könnte ein Stuhl gestellt werden, welcher symbolisch für negatives Denken in allen möglichen Facetten steht. Auf einem anderen imaginären Weg bleibt die Strecke frei von Hindernissen. Dann können Therapeuten ihre Patienten bitten, immer und immer wieder über den Stuhl zu steigen. Zum Vergleich dürfen Patienten dann auch den hindernisfreien Weg gehen. Auch so könnte dem Patienten aufgezeigt und körperlich spürbar gemacht werden, wie anstrengend es ist, immer wieder über den Stuhl zu steigen, also immer wieder negativ zu denken. Beim Tun und Hineinspüren ergeben sich meistens noch weitere informative Varianten der eingesetzten Impact-Technik. Die Autorin möchte dazu ermutigen, die erste Idee zu verwenden. Wenn dann beim Arbeiten der Therapeut ins Spüren gekommen ist, entwickelt sich die ursprüngliche Idee weiter. Meistens steigen auch die Patienten noch mit weiteren Gestaltungsideen ein. Das Anliegen der Therapeutin konnte erfüllt werden. Die Psychoedukation ist gelungen, weitere Stunden zu psychoedukativen Vertiefung sind noch notwendig. Der Patientin konnte ein erster Schritt, ein Teilziel auf dem Weg zu langfristigen Ziel der Genesung aufgezeigt werden.

4.1.6   Querverweis

Eine Gruppentherapiesitzung mit dieser Patientin ist im Fallbericht 4.18 nachzulesen.

4.2   Eine Überblicksarbeit über die belastenden Themen und Psychoedukation zur Auswirkung von verdrängten Themen

Wie bereits erwähnt, gehören depressive Beschwerden mit zu den häufigsten Vorstellungsgründen in psychotherapeutischen Praxen. Aus diesem Grund gibt es in diesem Buch auch mehrere Fallberichte zu Patienten mit depressiven

Beschwerden. So kann die Autorin zeigen, dass bei ein und demselben Beschwerdebild Impact-Techniken immer wieder individuell angepasst werden können. Um sich einen Überblick über die belastenden Themen verschaffen zu können, kann unabhängig vom Beschwerdebild ein Gegenstand für den Patienten und dann jeweils ein Gegenstand für ein belastendes Thema gewählt werden. Diese werden dann um den Patienten herum positioniert. Je nach den individuellen Aspekten der verschiedenen Patienten entwickelt sich die Übung. Im obigen Fallbeispiel war es der Autorin wichtig, die Macht der negativen Gedanken aufzuzeigen. In diesem Beispiel geht es hauptsächlich um Psychoedukation zu den immer wieder auftretenden depressiven Phasen.

Oft werden von Patienten die belastenden Themen verdrängt oder neue Verhaltensmuster nicht konsequent durchgehalten, sodass es zu weiteren depressiven Phasen kommt. Psychotherapie ist wie die Entwicklung eines Trainingsplans, der dann zukünftig eingehalten werden sollte. Dies kostet Kraft, die hin und wieder im alltäglichen Leben mit all seinen Anforderungen nicht ausreichend ist. Oft genug können alte Muster auch erst vollumfänglich im Rahmen einer Langzeittherapie erkannt werden. Psychoedukation zieht sich daher meistens über mehrere Stunden und kann wiederholt im Verlauf einer Therapie erfolgen, da verschiedene Facetten alter Muster analysiert werden müssen.

4.2.1 Patientenvorstellung

Eine Mitte 30-jährige Patientin wurde vorstellig und beklagte, dass sie während Studienzeiten eine erste depressive Phase und im Verlauf der folgenden Jahre zwei weitere depressive Phasen erlitten habe. Aktuell befinde sie sich in einer nebenberuflichen Weiterbildung und leide wieder unter Antriebslosigkeit, dem ständigen Gefühl von Überforderung, einem erhöhtem Schlafbedürfnis bei gleichzeitig bestehenden Ein- und Durchschlafstörungen. Diese Beschwerden seien mit Beginn der Weiterbildung und der damit höheren Belastung im Alltag zunehmend stärker geworden. Die Patientin ist verheiratet und hat einen 5-jährigen Sohn. Sie fühle sich für die Erziehung alleine verantwortlich. Dies sei für sie sonst keine extreme Belastung, nur seit der eingeschränkten eigenen zeitlichen Ressourcen fühle sie sich durch die „Managerposition" in der Familie gestresst. Es sei für sie irgendwie eine Wiederholung. Sie könne sich schlecht abgrenzen, da sie Angst vor Ablehnung habe und auch mit Disharmonien schlecht umgehen könne. Deswegen stelle sie keine Bitten oder Forderungen an ihren Mann, um erst gar keine Disharmonien zu erzeugen. Auch die vergangenen depressiven Phasen seien wegen mangelnder Abgrenzung und der daraus resultierenden Überforderung durch Übernahme von zu vielen Aufgaben eingetreten. Wenn sie dann depressiv gewesen sei, habe man sie in Ruhe gelassen, sodass sie sich allmählich erholen konnte, bis dann wieder alte Verhaltensmuster im Alltag zu einer weiteren depressiven Phase führten. Sie habe nach der Geburt des Sohnes eine ambulante psychotherapeutische Behandlung angefangen, diese aber abgebrochen, weil die Lösungsschritte zu angstbesetzt waren und sie gehofft hatte, es doch irgendwie zu schaffen. Zudem sei sie nach der Geburt mit dem Baby zeitlich zu eingeschränkt gewesen. Diese Informationen wurden im Erstgespräch gesammelt.

4.2.2 Stundenanliegen

Als Therapieziel in der nun beschriebenen zweiten Sitzung formuliert die Patientin, dass es ihr wieder besser gehen solle und sie nach Möglichkeit keine weiteren depressiven Phasen mehr durchmachen müsse. Auch wenn dieser Wunsch keine klare Zielformulierung ist, greift die Autorin dieses Anliegen auf, um eine Zielanalyse anzubahnen. Da die Patientin das Anliegen nicht weiter konkretisieren konnte, formulierte die Therapeutin als Stundenanliegen die Analyse der auslösenden Stressoren. Dem stimmte die Patientin zu.

Die Autorin vertritt den Ansatz, dass Häufigkeit und Intensität von depressiven Phasen gemindert werden können, wenn den Patienten ein konstruktiver Umgang mit alltäglichen Konflikten verfügbar ist. Bei außergewöhnlich hoch belastenden Life Events ist es nur nachvollziehbar, dass dann das hohe Stressniveau nicht mehr gut handhabbar ist. In den Stunden ist es der Autorin wichtig, dass Patienten für den Alltag erlernen, Probleme zu analysieren und Lösungen zu entwickeln, um weitere depressive Phasen im günstigsten Fall zu verhindern.

4.2.3 Entwicklung der Impact-Technik für diese Stunde

Eine Empfehlung der Autorin ist es, zur Entwicklung einer Impact-Technik einfach aufzustehen und Patienten zu bitten, einen Gegenstand für sich zu wählen. Durch diese wenig aufwendige Bewegung des Aufstehens wird der Geist aktiviert und die Neugier der Patienten geweckt. Da von der Patientin nur der Wunsch formuliert wird, dass es ihr wieder besser gehen solle, entwickelt die Autorin die Impact-Technik aus den vorhandenen Aussagen aus dem Erstgespräch. Die Impact-Technik soll dazu dienen, die Lebenssituation der Patientin zu verbildlichen. Eine Draufsicht ermöglicht Patienten ein besseres Verständnis. Oft fühlt es sich für Patienten an, als würden sie im Treibsand stecken. Wer so in Not ist, sieht die rettende Liane nicht. Wenn Patienten sich selbst von außen im Treibsand steckend sehen könnten, dann würden sie die rettende Liane entdecken. Diesem inneren Bild folgend, ist die Impact-Technik für diese Stunde darauf ausgerichtet, die Lebenssituation der Patientin darzustellen, ihr so die Draufsicht zu ermöglichen und weitere Informationen zu sammeln, die im Gespräch über Worte nicht möglich sind. Wie kann die Lebenssituation sichtbar gemacht werden? Mit Impact-Techniken können vermiedene Problembereiche schnell aufgezeigt werden. Für die Darstellung der Lebenssituation mit den verschiedenen Themenbereichen beginnt die Autorin mit einem Gegenstand für die Patientin und 4 Gegenständen, die exemplarisch für vier unterschiedliche Themenbereiche stehen. Die Idee der Autorin ist hierbei konkret, der Patientin durch die Darstellung der Lebenssituation aufzuzeigen, dass ungelöste/verdrängte Themen an ihr dranbleiben wie Kletten. Im Alltag kommen immer wieder neue Kletten geflogen, sodass irgendwann das Gewicht der Kletten sehr hoch wird und Menschen belastet. Sich um das Loswerden von Kletten zu kümmern, ist mühsam und doch notwendig. Die Autorin vermutet, dass sich die Patientin auf „ungute Kompromisse" einlässt, also zu wenig einfordert, zu oft „Ja" zu Dingen sagt, die später zur Überforderung führen, sie sich zu wenig abgrenzt.

4.2.4 Stundenverlauf

Th.: Gut, ich habe hier einfach 5 Gegenstände genommen, weil ich Ihnen etwas zeigen möchte. Die Matroschka hier, das sind Sie. Der Fuchs, der Weihnachtsmann, das Minion und der Ritter verkörpern verschiedene Themen.

- Die Therapeutin stellt den Fuchs, den Weihnachtsmann, das Minion und den Ritter in eine Reihe mit Blick zur Matroschka auf das Tischchen zwischen Patientin und Therapeutin. Die Matroschka steht mit 20 cm Abstand mit Blick auf die 4 Figuren.

Th.: So haben Sie Ihre Probleme im Blick. Wenn ich Sie richtig verstanden habe, dann drehen Sie sich irgendwann einfach um.

- Die Therapeutin dreht die Matroschka mit dem Blick von den Figuren weg. Die Patientin nickt dazu.

Th.: Ich habe nur noch nicht verstanden, wie Sie das in der Realität machen.

Pat.: Ich weiß, dass ich öfter „Nein" sagen müsste. Diese Weiterbildung hat mein Chef mir aufgedrückt. Also aufgedrückt... er hat mich gefragt, ob ich die machen möchte. Und obwohl ich die Weiterbildung nicht wollte und ich wusste, dass mir das alles zu viel wird, habe ich zugesagt. Jetzt mache ich diese Schulung.

Th.: Ok. Welche von den Figuren steht für das Thema „Ich sage immer Ja." Ist das so richtig formuliert?

Pat.: Hm, ja. Vielleicht ist es die Angst vor Ablehnung. Aber ok. Das Minion mit der Keule in der Hand passt, das steht für „Ich sage immer Ja." Die große Keule kommt ja noch. Wenn ich diese Schulung für Qualitätsmanagement in 2 Jahren fertig habe, dann soll ich in der Firma die Qualitätssicherheitsbeauftragte sein. Aber weder die Arbeit noch die Position machen mir Spaß, und in 2 Jahren kommt mein Sohn ja in die Schule...

- Die Patientin hat angefangen zu weinen.

Th.: Also, wenn ich das richtig verstehe, dann rückt Ihnen das Minion mit der Keule auf die Pelle?

- Während die Therapeutin das sagt, stellt sie das Minion mit der Keule ganz dicht hinter die Matroschka. Die Patientin nickt dazu.

Th.: Für mich sieht es so aus, als ob das Minion Sie verfolgt und Ihnen bald eins über die Zwölf gibt. Aus psychologischer Sicht heißt das, die Wahrscheinlichkeit für eine weitere depressive Phase ist hoch.

Pat.: Vielleicht löst sich das Thema ja aber auch von alleine auf.

Th.: Das kann sein. Wenn nicht, dann passiert Folgendes.

- Die Therapeutin stellt die Matroschka und das Minion mit der Keule auf den Boden. Die Minion-Figur guckt dabei auf die Matroschka. Hinter das Minion stellt sie die anderen Figuren, alle mit Blick auf die Matroschka. Dann bittet sie die Patientin, sich an die Stelle der Matroschka mit der Blickrichtung der Matroschka zu stellen. Die Therapeutin selbst stellt sich an Stelle des Minions ganz dicht hinter sie und blickt auf die Patientin.

Th.: Fühlen Sie bitte in sich hinein, wie es so ist, wenn ich so dicht hinter Ihnen stehe. Und stellen Sie sich vor, hinter mir stehen noch andere Gegenstände

- Die Patientin steht dicht vor der Therapeutin und versucht mit dem Oberkörper so weit wie möglich von der Therapeutin weg zu kommen.

Th.: Das wirkt, als würden Sie sich nicht wohlfühlen.

Pat.: Es ist sehr unangenehm.

Th. (als Minion): Ja, aber nur so bist du sicher, dass man dich mag. Höre auf das, was andere von dir wollen und versuche, es Ihnen recht zu machen. Lehne keinen Wunsch ab, auch wenn du gerne was anderes machen würdest.

Pat.: Genauso ist es und ich weiß nicht, was ich da anders machen soll.

Th. (als Minion): Du sollst ja auch nichts anders machen. Das ist zu riskant. Du wirst doch wohl diese Qualifizierung schaffen und ob der Job Spaß macht oder nicht, nimm dich mal nicht so wichtig.

Pat.: Ich werde immer schwerer.

- Die Therapeutin verlässt ihre Rolle als Minion und spricht als Therapeutin zu ihr.

Th.: Beschreiben Sie bitte nochmal genauer, wie es Ihnen damit geht, dass dieser Anspruch an sich selbst, es den Anderen immer recht zu machen… und dafür müssen Sie immer Ja sagen…, wie es Ihnen damit jetzt eben ging.

Pat.: Ich habe mich total schwer gefühlt, meine Beine waren wie Blei. Das sind sie jetzt auch noch. Ich habe Herzrasen bekommen und ich fühlte mich ausgeliefert.

Th.: Das Minion verfolgt Sie und Sie wissen nicht, was Sie machen sollen, damit die Verfolgung aufhört?

Pat.: Naja, ich weiß schon, was ich tun müsste, aber ich habe zu viel Angst. Hinter dem Minion, da steht die Angst vor Ablehnung, vor verlassen oder abgelehnt werden.

Th.: Bedeutet das für Sie… lieber ab und zu depressiv zu sein als die Angst zu überwinden?

- Die Patientin guckt betroffen.

Pat.: Am liebsten hätte ich weder Angst noch die depressiven Phasen.

- An dieser Stelle erscheint es wichtig, ihr die innere Kind-Arbeit nahezubringen, da die Therapeutin die Erfahrung gemacht hat, dass Patienten ihre Ängste *für* ihr inneres Kind leichter überwinden können. Die Vorstellung, ein Kind zu schützen, stärkt sie. Für die innere Kind-Arbeit verwendet die Therapeutin vorzugsweise Matroschkas. Die ineinandergesteckten Puppen symbolisieren die inneren Kinder in unterschiedlichen Lebensphasen. Jede in Vergangenheit gemachte Erfahrung und gelernte Überzeugung steckt dadurch in uns Menschen. Patientin können so leichter annehmen, dass die Biografie nicht nur aus Erlebnissen, sondern auch aus gelernten Botschaften besteht.

Th.: Ich lege für Ihre Biografie ein Seil auf den Boden und stelle hier an das eine Ende die kleinste Matroschka hin. Diese innerste, kleinste Matroschka steht symbolisch für Sie. Irgendwann im Leben, haben Sie gelernt, dass es besser für Sie ist, wenn Sie Ja sagen. Können Sie das erinnern?

Pat.: Keine Ahnung. Mir geht jetzt nur durch den Kopf, dass mein Vater ziemlich cholerisch war und ich als Kind Angst vor ihm hatte. Und meine Mutter, auf die sollten wir immer Rücksicht nehmen. Mein Vater hat immer gesagt, dass sonst meine Mutter krank wird, wenn wir zu laut sind oder Probleme machen.

- Therapeutin und Patientin setzten sich und besprechen noch nach, was die Patientin in ihrer Kindheit gelernt hat. So konnte sie klar benennen, dass sie als Kind mit unangemessenen Sanktionen bestraft wurde, wenn sie nicht machte, was von ihr verlangt wurde. Sie habe als Kind die diffuse Einstellung entwickelt, dass jede ihrer Verhaltensweisen zu Strafen führt. Des Weiteren sei ihr in dieser Stunde klar geworden, dass sie sich mit diesem falschen Wissen dem Leben gegenüber hilflos ausgeliefert gefühlt hat und bis heute noch so fühlt. Dann ist die Stunde herum.

4.2.5   Fazit

Der Patientin konnte mit dieser Miniaufstellung fühlbar gemacht werden, welchen Druck diese dysfunktionalen Kognitionen auf sie ausüben. Dieser Druck, etwas Schlimmes zu verhindern, führt zum permanenten „Ja-Sagen" und somit zu wiederholten depressiven Phasen. Die Patientin konnte fühlen, dass sie mit Yoga, mit Pausenmanagement oder regelmäßigem Sport dieser verbiegenden Einstellung nicht entkommen kann, sondern sich um eine Bearbeitung der in der Kindheit gelernten Botschaften bemühen muss, um eine weitere depressive Phase zu verhindern. Anstrengung ist keine Garantie für Erfolg, trotzdem lohnenswert. Inwieweit hier hormonelle Auslöser mit beteiligt sind, kann nur vermutet werden.

In der Folgestunde legte die Therapeutin auf die kleine Matroschka, die symbolisch für ihr inneres Kind (Stahl, 2017) steht, aufgeschlagene Bücher. Diese aufgeschlagenen Bücher standen symbolisch für weitere erarbeitete dysfunktionale Kognition. Dieses niedergedrückte Kind hat die Therapeutin dann wieder in die größeren Matroschkas geräumt und ihr erklärt, dass das innere Kind in ihr immer noch daran glaubt, dass etwas Schlimmes passiert, wenn sie „Nein" sagen würde. Mithilfe des Zitronentests (imaginär sollen sich die Patienten eine Zitrone vorstellen, deren Saft sie trinken und dabei auf körperliche Veränderungen achten) wurde ihr die Auswirkungen von Gedanken auf den Körper nahegebracht. Für diese Themen sind insgesamt mit der oben dargestellten Sitzung 4 h gelaufen. Dadurch, dass die Patientin es spüren konnte, dass diese Kognitionen depressive Phasen füttern, war sie motiviert, alternative Denkmuster zu entwickeln. Nach zwei weiteren Sitzungen stieg sie in die Gruppe mit 3 Frauen ein und arbeitet seitdem dort aktiv mit.

Mit einer jungen Panikpatientin hat die Autorin/Therapeutin eine ziemlich ähnliche Impact-Technik wie im ebene beschrieben Fallbericht durchgeführt. Auch sie fühlte sich von Themen verfolgt und hatte gehofft, ihnen durch Verdrängung zu entkommen. Auch bei ihr wurde wiederholt der Zusammenhang zwischen der Kognition „Ich muss es allen recht machen" und den Panikattacken psychoedukativ mit Impact-Techniken bearbeitet. Sie hat regelrecht Panikanfälle bekommen, wenn die Kognition/der innere Anteil „Ich muss es allen recht machen" hinter ihr stand. Und trotzdem hat sie oft nach körperlichen Gründen für die Panik gesucht. Bei ihr hat es trotz Impact-Techniken deutlich länger gedauert, bis die Therapeutin sie im Boot hatte. Die Gruppenmitglieder haben hier ebenfalls geduldig einige Wiederholungsrunden mitgedreht und waren eine große Unterstützung. Die Autorin führt an dieser Stelle bewusst diese Panikpatientin auf, damit ersichtlich ist, dass Therapeuten sich nicht immer was Neues einfallen lassen müssen, sondern unabhängig von den Beschwerden ähnliche Impact-Techniken einsetzen können. Ein medizinisches Äquivalent ist, dass Antidepressiva nicht nur bei depressiven Beschwerden, sondern auch bei Schmerzstörungen hilfreich sein können.

Die emotionalen Auswirkungen solcher „verfolgenden" dysfunktionalen Muster aufzuzeigen, ist bei den verschiedensten Beschwerdebildern wichtig. Hilfreich ist es immer wieder, die Ansammlung von Life Events und den damit verbundenen gelernten Verhaltensmustern aufzuzeigen. Dazu einfach ein Seil auf den Boden legen und die relevanten Lebensereignisse mit Gegenständen am Seil markieren. Sollten keine Gegenstände zur Verfügung stehen, dann reicht eine imaginäre Lebenslinie am Boden. Entlang dieser Linie können beschriftete Zettel gelegt werden. Mit dieser Variante ist es ebenso möglich, wie in der Arbeit mit Gegenständen, in verschiedene Positionen hineinfühlen lassen zu können. Wichtig bei der Arbeit mit Zetteln ist hierbei das Einzeichnen der Blickrichtung mithilfe von Pfeilen. Empfehlenswert ist es, genügend Zeit für das Einfühlen zu lassen und hin und wieder nachzufragen, wo im Körper gerade Veränderungen spürbar sind. Emotionen lösen körperliche Veränderungen aus und diese sind für einen Großteil der Patienten einfacher zu spüren und zu benennen als die Emotionen.

Durch so einfache Übungen wie aus diesem Fallbericht können Patienten fühlen, welche Ereignisse und gelernten Muster die aktuellen Beschwerden auslösten und aufrechterhalten. So wird für sie der Zusammenhang zwischen Kognitionen und Beschwerden fühlbar und im günstigsten Fall können sie aufhören, nach körperlichen Ursachen zu suchen und sich dadurch auf die Psychotherapie einlassen.

Bei den Übersichtsarbeiten stehen die Gegenstände überzufällig häufig dem Patienten im Rücken und bedrängen ihn oder Patienten fühlen sich von den Themen eingekreist. In diesem Beispiel hat die Therapeutin die Gegenstände angeordnet, um der Patientin zu zeigen, wie die bisherigen Informationen bei ihr angekommen sind. Die Übersichtsarbeiten dienen der Psychoedukation und können immer als Überleitung zu biografisch relevanten gelernten Botschaften genutzt werden.

4.3   Problemanalyse bei spielsüchtigem Verhalten

Spielsucht kostet viel Lebenszeit, führt zur Prokrastination und verhindert somit ein erfülltes Leben. Bei vielen Menschen führt sie zudem noch zu finanziellen Problemen. Eine zeitliche Begrenzung ist kaum noch möglich, sodass verschiedene Lebensbereiche in Mitleidenschaft gezogen werden. Zunehmend häufiger kommen gerade junge Menschen mit diesem Problem in die Praxen. Der berufliche Bereich ist nur noch schwer adäquat zu erledigen. Oft wird eine soziale Isolierung beschrieben, die hin und wieder mit ausschließlichen Online-Kontakten ausgeglichen werden soll. Zwischenmenschliche Kontaktschwierigkeiten können auf diesem Weg lange vermieden und umgangen werden. Langfristig gesehen hat sich ein übermäßiger digitaler Konsum leider immer negativ ausgewirkt. Für die

Betroffenen ist es oft ein Teufelskreislauf, der nur schwer zu unterbrechen ist. So auch in diesem Fallbeispiel, bei dem es sich um einen Kollegen der Autorin handelt, der zur Einzelselbsterfahrung wegen seines spielsüchtigen Verhaltens gekommen ist. Einzelselbsterfahrung ist wie Einzeltherapie, nur ohne Diagnose. Therapeuten profitieren von den Techniken, von denen Patienten profitieren, da wir alle nur Menschen sind.

4.3.1 Patientenvorstellung

Zur Einzelselbsterfahrung meldet sich ein junger Kollege, Mitte 30, der die Autorin und ihre Art zu arbeiten aus einem Seminar kennt. Aktuell lebe er als Single in einer Zweiraumwohnung, gehe ganztags arbeiten und sei ausreichend gut integriert. Er sei als Einzelkind bei seinen leiblichen Eltern aufgewachsen. Die Ehe der Eltern wird als sehr still, fast stumm beschrieben. Seine Mutter sei eine psychisch belastete Frau, so wie ihre Mutter, die das Trauma der Vertreibung durch den Krieg nie ganz überwunden habe. Als er zwölf Jahre alt war, ließen sich die Eltern scheiden und er wuchs bis zum 16. Lebensjahr bei seiner Mutter auf. Er habe ihre „Schwere" dann nicht mehr ertragen und sei zum Vater gezogen, den er als emotional distanziert beschreibt. Die Familie väterlicherseits sei aus seiner Sicht psychisch unauffällig. Die Mutter schätze er aus seiner Sicht rückblickend seit Jahren als depressiv ein. Er selbst leide darunter, dass er viel zu viel Zeit am PC verbringe, um verschiedene Spiele zu spielen. Sein Alltag bestehe oft aus Arbeit und PC- Spielen. Obwohl er darunter leide, könne er sich nicht aufraffen und etwas anderes Befriedigendes mit seiner Zeit anstellen. Hin und wieder sei er mit Freunden vom Studium unterwegs, was immer auf die Initiative der Freunde hin geschehe. Er habe bisher zwei Beziehungen gehabt. Dabei sei für ihn auffällig, dass beide Partnerinnen psychisch hoch belastet gewesen seien und die Beziehungen ihn letztendlich viel Kraft gekostet hätten. Diese Informationen wurden in der ersten Selbsterfahrungsstunde gesammelt.

4.3.2 Stundenanliegen

Er wolle für sich herausfinden, was hinter diesem spielsüchtigen Verhalten steckt. Dem kann die Autorin nur zustimmen. Es ist wichtig, den innerpsychischen Konflikt für den Kollegen zu lösen.

4.3.3 Entwicklung der Impact-Technik für diese Stunde

Der Kollege berichtet zu Beginn der zweiten Sitzung, dass er im Nachgang der letzten Stunde zum Thema „Ich darf nicht leben" (i. S. von „Mir darf es nicht gut gehen") gekommen sei. Es wirkt plausibel, dass die Spielsucht mit diesem inneren Verbot zusammenhängt. Wie kann ein inneres Verbot sichtbar gemacht werden?

Der Autorin geht das Bild eines Flughafens durch den Kopf. Bei der Ankunft muss man den richtigen Weg in Abhängigkeit davon wählen, ob man Güter zu verzollen hat oder nicht. Wenn ein Fluggast Güter zu verzollen hat, gibt es für ihn also einen falschen und einen richtigen Weg. Der eine ist erlaubt, der andere verboten. Wenn der Fluggast mit seinen zu verzollenden Gütern den falschen Weg läuft, kann es Schwierigkeiten geben. Dieses Bild überträgt die Autorin auf die Lebenssituation des Kollegen. Hier steht gedanklich über einen Weg „Ich darf nicht leben", über dem anderen Weg steht „Ich darf leben". Der Kollege geht praktisch immer den Weg, der ihm nicht guttut. Es geht darum, seine Beziehung zu den beiden Einstellungen sichtbar zu machen. Benötigt werden demnach ein Gegenstand für den Kollegen, ein Gegenstand für die Einstellung/innere Erlaubnis „Ich darf leben" und ein weiterer Gegenstand für die Einstellung/inneres Verbot „Ich darf nicht leben".

4.3.4   Stundenverlauf

Th.: So wie ich das bis jetzt verstanden habe, gibt es ein inneres Verbot bei dir, welches lautet „Ich darf nicht leben". Dein Ziel ist es, eine Erlaubnis leben zu können. Diese Erlaubnis nenne ich „Ich darf leben". Wollen wir damit starten oder willst du es ganz anders nennen?

Kollege: Das können wir so lassen.

Th.: Ok, dann suche dir 3 Gegenstände aus. Einen Gegenstand für dich, einen für das Verbot und einen für die Erlaubnis.

- Die Therapeutin ist während des letzten Satzes aufgestanden und zeigt dabei auf ihr Regal mit den ganzen Gegenständen. Der Kollege geht zu den Gegenständen und wählt einen Weihnachtsmann für sich, eine blaue Klammer und eine kleine menschliche Holzfigur aus.

Th.: Dann lege mal die Gegenstände auf den Boden so hin, wie sie zueinander stehen. Und achte bitte auch auf die Blickrichtung.

- Da der Kollege meine Arbeitsweise kennt, brauche ich bei ihm keine weiteren Erklärungen. In Abb. 4.1 sind die Positionen der Gegenstände zueinander sehen. Die Pfeile zeigen die Blickrichtungen an, die für das Erfühlen der Beziehungen der 3 Positionen zueinander wichtig sind.

Th.: Ok, dann stell dich bitte zum Weihnachtsmann und ich fange mal beim Verbot an.

- Die Therapeutin und der Kollege nehmen beide ihre Positionen ein. Dabei stellen sie sich so, dass sie die Blickrichtung der Gegenstände einnehmen.

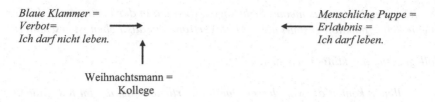

Abb. 4.1 Die Position der Gegenstände zueinander, die das Verbot (blaue Klammer), die Erlaubnis (menschliche Puppe) und den Kollegen (Weihnachtsmann) symbolisieren. Die *Pfeile* geben die Blickrichtung der Gegenstände an

Th. (als Verbot): Ich bin überrascht, dass Du für mich weniger eine Rolle spielst. Ich achte mehr auf die Erlaubnis, dass die nichts macht.

Kollege: Meine Aufmerksamkeit ist auf dich ausgerichtet. Ich fühle mich hier in der Position gefangen.

- Beide wechseln die Position, da keine weiteren Informationen kommen.

Th. (als Erlaubnis): Für mich spielt hier das Verbot weniger eine Rolle, ich beobachte mehr dich und hoffe, dass Du dich mir zuwendest. Und ich fühle auch noch, dass ich das bei Dir schon fühlen kann. Du hast Humor und auch Ideen, was man so mit dem Leben noch anfangen könnte. Du kommst nur noch nicht zu mir.

Kollege: Ich habe weniger Kontakt zu Dir, weil ich mich hier gefangen fühle. Ich darf hier nicht weg.

- Der Kollege und die Therapeutin tauschen nochmal die Rollen, da keine weiteren Informationen kommen. Die Therapeutin nimmt die Position des Weihnachtsmanns ein und ist jetzt der Kollege. Der Kollege fängt beim Verbot an.

Kollege (als Verbot): Hm, das ist so vertraut. Ich kenne das nicht anders, ich habe Angst vor der Erlaubnis zum Leben.

Th. (als Kollege): Ja, das fühle ich hier auch irgendwie. Ich vertraue dem Leben nicht.

Der Kollege wechselt zur Erlaubnis: Ich spüre hier kaum eine Chance gegenüber dem Verbot und trotzdem bemühe ich mich um dich (der Kollege ist gemeint) und hoffe, dass du zu mir kommst.

- Der Kollege und die Therapeutin gehen beide aus ihren Rollen und besprechen das bisher Gehörte, während sie dabei stehenbleiben.

Th.: Ich kann dir nur aus meiner Sicht sagen, dass ich in der Position des Verbotes so eine Schutzfunktion gespürt habe. Mein Vertrauen in das Leben ist erschüttert.

Kollege: Hm, das klingt nach meiner Mutter.

Th.: Vielleicht kommt das von deiner Oma mütterlicherseits, die im Krieg flüchten musste und Dinge erlebt hat, von denen du nichts weißt. Sie hat dir gegenüber einige Andeutungen gemacht, aber du weißt nichts Konkretes.

Kollege: Ja, und in der Position von mir in der Nähe des Verbotes, da habe ich das Gefühl, ich darf da nicht weg, weil ich dann meine Mutter verlasse.

Th.: Hm, und so lange du das Gefühl hast, da gehst du dort auch nicht weg und spielst weiter am PC, damit du auch so ein schweres Leben hast?

Kollege: Genau. Und was mache ich da jetzt?

Th.: Lass uns doch mal etwas umräumen. Von wem kommt die Schwere nach deinem Gefühl, von deiner Mutter oder deiner Oma?

Kollege: Hm, von meiner Oma wahrscheinlich.

Th.: Hast Du eine Idee, wie es mal umgeräumt werden könnte?

Kollege: Nein.

Th.: Dann mache ich das mal. Nur so als Vorschlag von mir. Du kommst hier hin, hier würde deine Mutter stehen und hier hinten, da positioniere ich jetzt mal das Verbot hin.

- Die vorgeschlagene neue Anordnung ist in Abb. 4.2 zu sehen. Bei der Anordnung hat die Therapeutin die natürliche Ordnung einer Familie im Hinterkopf, die sie aus der Arbeit mit Familienaufstellungen kennt.

Th.: Meine Idee ist, dass deine Oma ganz viel Misstrauen dem Leben gegenüber empfindet und dass sie dies Ihrer Tochter, also deiner Mutter mitgegeben hat. Und bei dir ist dieses Misstrauen als Verbot zum Leben angekommen. Stell dich bitte mal zum Verbot, damit wir etwas ausprobieren können. Ok?

- Der Kollege nickt. Kollegen sind mit psychologischen Konzepten mehr vertraut als Patienten und können oftmals den Aufstellungsarbeiten schneller folgen. Bei ihm ist an seiner hochkonzentrierten und wachen Aura erkennbar, dass er noch Ressourcen für eine Fortführung der Aufstellungsarbeit hat. Gleichzeitig ist daran auch zu erkennen, dass der eingeschlagene Weg richtig ist. Nachdem er sich mit der angegebenen Blickrichtung in die Position des Verbotes begeben hat, geht die Therapeutin in die Position des Weihnachtsmannes, also des Kollegen.

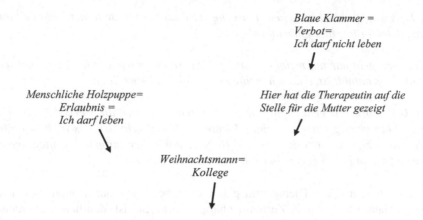

Abb. 4.2 Die Position der Gegenstände zueinander, die das Verbot (blaue Klammer), die Erlaubnis (menschliche Holzpuppe) und den Kollegen (Weihnachtsmann) symbolisieren. Die *Pfeile* geben die Blickrichtung der Gegenstände an. Eingetragen ist auch die Stelle für die Mutter, für die noch kein Gegenstand ausgewählt wurde

Th. (als Kollege): Ich muss erstmal ankommen, es ist sehr ungewohnt und ich muss noch etwas erledigen. Wie geht es dir?

Kollege (als Verbot): Naja, ich stehe ziemlich weit weg vom Schuss, aber es geht mir soweit gut.

Th. (als Kollege): Ich komme jetzt zu dir, weil ich dir als Verbot etwas sagen möchte.

- Mit diesem Satz geht die Therapeutin in der Rolle des Kollegen zum Verbot und stellt sich vor den Kollegen in der Rolle des Verbotes.

Th. (als Kollege): Du bist meine Oma und hast viele Dinge im Krieg erlebt, von denen ich nichts weiß. Du misstraust dem Leben und das kann ich verstehen. Du passt auf mich auf, damit mir nicht soviel passiert, stehst mir mit Rat und Tat zur Seite, dafür danke ich dir. Das Misstrauen dem Leben gegenüber lasse ich nun bei dir und nehme das Achtsame mit und deine Weisheit. Danke dafür.

- Der Kollege als Verbot ist sichtlich gerührt.

Kollege (als Verbot): Das ist so eine Wertschätzung, damit habe ich nicht gerechnet. Damit geht es mir gut. Und ich verstehe jetzt, warum du so weit weg stehst. Ich stehe auf der Ebene der Großeltern und vor mir steht meine Tochter und dann stehst du ganz vorne.

- Die Therapeutin als Kollege geht wieder zurück zum ursprünglichen Platz.

Th.: Lass uns nochmal tauschen. Ich gehe jetzt auf die Großeltern-Ebene und du kannst deinen Platz hier einnehmen.

Kollege: Es geht mir auf meinem Platz gut, es ist total ungewohnt. Was sich aber jetzt anderes anfühlt ist, dass ich meine Mutter nicht alleine lasse.

Th. (als Verbot): Mir geht es hier hinten gut. Ich habe noch die Wertschätzung im Ohr und bin traurig, dass es meiner Tochter nicht gut geht. Und es fühlt sich für mich sehr geklärt an. Ich habe kein Verbot für das Leben mitgeben wollen, mein Misstrauen dem Leben gegenüber schon. Sicher ist sicher.

- Der Kollege und die Therapeutin gehen dann beide aus den Rollen raus und besprechen noch einige Zusammenhänge nach. So ist deutlich geworden, dass das Verbot eher für das Misstrauen der Großmutter steht und aus ihren Erfahrungen im Krieg entstanden ist. Der Kollege ist erleichtert und fühlt sich ein bisschen wie in Aufbruchsstimmung.

4.3.5   Fazit

Es ist gelungen, das Anliegen des Kollegen zu erfüllen. Für den Kollegen ist deutlich geworden, dass sein spielsüchtiges Verhalten ihn von einem erfüllten Leben abhält, um seine Mutter nicht zu verlassen. Das spielsüchtige Verhalten hilft ihm, ein genauso schweres Leben wie seine Mutter zu führen. Das sind Verstrickungen, die in Familiensystemen oft über Generationen hinweg ohne böse Absicht und ohne Worte weitergegeben werden. Diese Verstrickungen gilt es zu lösen (Schneider, 2021). Dem Kollegen ist hier die Verstrickung deutlich geworden, weil er sie sehen konnte und verschiedene Positionen einnehmen konnte.

Die Therapeutin empfiehlt bei fehlender Erfahrung mit Impact-Techniken, sich zum einen bei Patienten auszuprobieren, mit denen ein gutes Arbeitsbündnis besteht. Zum anderen ist die Arbeit mit 3 Gegenständen eine gute Anzahl, um sich auszuprobieren.

Die Autorin selbst arbeitet aufgrund umfassender Erfahrungen gerne mit mehreren Positionen. Mit steigender Sicherheit in dieser Art des Arbeitens werden die Variationen zahlreicher. Die Rollen zu tauschen und Veränderungen in den Darstellungen vorzunehmen bedarf eines gesunden Bauchgefühls. Maximales Risiko besteht darin, dass die gewählte Impact-Technik den Kern der Sache nicht trifft. Dies ist dann daran zu merken, dass sich Patienten trotz Bewegung und Gestaltung emotional gelangweilt verhalten. Dann ist es empfehlenswert, nachzuhaken und die Patienten zu bitten, wie die Gegenstände passender liegen müssten.

Die obige Impact-Technik wurde im Einzeltherapiesetting beschrieben. Im Gruppentherapiesetting können Teilnehmer Vertreter für die Erlaubnis und das Verbot sein. Es könnte auch noch um weitere Positionen ergänzt werden. So könnten Ressourcen durch verschiedene Gegenstände dargestellt werden.

Mit jedem Gegenstand mehr, wird die Darstellung vielfältiger und bleibt doch übersichtlich, da die bildhafte Darstellung schnell und nachhaltig im Gehirn abgespeichert werden kann. Für Patienten ist es immer eine wohltuende Erfahrung, in gute Anteile hineinfühlen zu können. Die Position der Erlaubnis war trotz aller Ungewohntheit eine gute spürbare Erfahrung.

In der Nachbesprechung dieser Arbeit, wurde die Schwere der mütterlichen Seite zugeschrieben und die Erlaubnis zum Leben der väterlichen Seite. Es ist ein Ergebnis für diese Stunde und kann jederzeit noch vervollständigt werden. Hier war es ausreichend, weil der Kollege die Hintergründe seines spielsüchtigen Verhaltens verstehen wollte.

Die ursprüngliche Idee bestand darin, sichtbar zu machen, dass sich der Patient für die falsche Einstellung entscheidet. Er ging immer nur den einen Weg, der ihm nicht guttat. Durch das Umräumen der Gegenstände wurde ein zeitlicher Aspekt mit eingeführt, der ursprünglich in der Idee nicht vorkam. Das Verbot kam von der Großeltern-Ebene, also aus der Vergangenheit. Es ist immer hilfreich, darauf zu achten, dass die Menschen, mit denen Therapeuten zusammenarbeiten, der Zukunft zugewandt sind. In dieser beschriebenen Impact-Technik musste erst die Verbindung/Verstrickung mit der Vergangenheit und die Ausrichtung auf die Vergangenheit aufgelöst werden. Auch dies war ein wichtiger Aspekt bei der Problemanalyse bei dem spielsüchtigen Verhalten des Kollegen.

4.4 Zieldefinition nach einer Trennung zum Thema „Ich habe mein Ziel aus den Augen verloren"

Sehr viele Patienten haben eine Trennung hinter sich und kommen wegen der Auswirkungen in die psychotherapeutischen Praxen. Ehemalige Liebespärchen zerfleischen sich mitunter, als gäbe es kein Morgen. Kinder werden zur emotionalen Erpressung benutzt und oft verlieren sie und einige Erwachsene durch eine Trennung eine wichtige Orientierung im Leben. Der Rollenwechsel z. B. von „Singlefrau" zu „Ehefrau" geschieht freiwillig und ist mit positiven Gefühlen verbunden. Es kommt zu einem gewollten Verlust des Singlestatus. Bei einer Trennung kommt es dann wieder zu Rollenwechseln. Dabei ist es egal, ob dies gewollt oder ungewollt geschieht, es ist ein negativ gefühlter Verlust. Es folgt gewollt oder ungewollt ein Rollenwechsel zur „geschiedenen Frau". Für den Mann gilt dasselbe. Kinder müssen sich selbst auch neu einordnen. Da gibt es mitunter Stiefeltern, Halbgeschwister, einen Freund der Mutter oder eine Freundin des Vaters, oder die Mutter lebt nach der Trennung fortan mit einer Frau zusammen oder der Vater meldet sich nach der Trennung plötzlich nicht mehr. Die Möglichkeiten sind hier sehr vielfältig und die aufgeführten Beispiele sind nur ein Bruchteil an Variationen. Das Weltbild kann für Kinder wie auch für Erwachsene zusammenbrechen. Geschieht dies und es gelingt nicht oder nur unzureichend, seine eigene Rolle wieder gut zu finden, reagieren viele Menschen mit körperlichen oder psychischen Problemen. Viele Therapeuten selbst kennen diese Thematik. Wenn Therapeuten sich selbst gerade in einer Trennungsphase befinden, dann ist es empfehlenswert, diese Patienten zu Kollegen weiter zu vermitteln. Wenn Therapeuten schon gute Entwicklungsschritte in ihrer eigenen schwierigen Lebensphase gemacht haben, sind sie gut gewappnet, um Patienten hilfreich zur Seite stehen zu können.

Unser ganzes Leben über werden wir mit Rollenwechseln konfrontiert, und es kommt im Leben oft zur Verwirrungen dadurch. Im folgenden Fallbeispiel geht es um eine Kombination aus Schwierigkeiten mit der Annahme der ungewollten neuen Rolle und dem nicht mehr sichtbaren familiären Lebensplan/Lebensziel.

4.4.1 Patientenvorstellung

Es stellt sich ein Mann, Anfang 40 vor, dessen Frau sich vor circa einem Jahr von ihm getrennt hat. Das Paar war etwa zehn Jahre zusammen, davon 4 Jahre verheiratet. Die große Tochter ist kurz nach der Trennung eingeschult worden, der kleine Sohn geht das letzte Jahr in den Kindergarten. Als Elternteam habe das Paar bis zum Schluss weitestgehend einen gemeinsamen Weg begangen. Auf der Paarebene hätten sie sich auseinandergelebt. Seine Frau habe im Laufe der gemeinsamen Jahre zunehmend mehr Wert auf materielle Dinge und Anschaffungen gelegt, was ihn zunehmend mehr gestresst habe. Der Patient selbst sei eher ein Typ, der mit „weniger" auskomme, nicht so viel Wert auf Materielles lege und die einfachen Dinge des Lebens zu schätzen wisse. Sie habe mehr Regeln und Pläne gehabt und gemacht als er, und sie sei unter Druck geraten, wenn es Planänderungen gegeben habe. Der Patient selbst sei flexibler. Es habe keine lauten Streits gegeben, die Differenzen hätten jedoch zu mehr Disharmonie und Unstimmigkeiten auf der Paarebene geführt. Der Patient hätte sich von seiner Seite aus nie getrennt, da er ein sehr treuer und loyaler Mensch sei und auch die feste Überzeugung hatte, dass er mit genügend Anstrengung alle Probleme lösen könne. Er habe seine Frau bis zur Trennung und darüber hinaus geliebt, sei gerne Ehemann und Familienvater gewesen. Das Paar habe sich auf das Wechsel-modell geeinigt, da der Patient es geschafft hat, in der Nähe des bisherigen Lebensmittelpunktes eine Wohnung zu finden, sodass sich für die Kinder bzgl. des Lebensmittelpunktes im Außen nichts ändere. Die Frau ist in der bisherigen Wohnung geblieben.

4.4.2 Stundenanliegen

Es handelt sich hier um die 2. Probatorik, in welcher der Patient typisch depressive Beschwerden mit Schwerpunkt auf der somatischen Ebene beschreibt. Er beschreibt, dass er nun seit einem Jahr kämpfe und aktuell das Gefühl habe, dass er stagniere. Er lebe seinen Alltag, könne für sich innerlich jedoch kein Lebens-ziel spüren. Es schmerze ihn zu sehr, dass er sein Lebenskonzept verloren habe. Von sich aus habe er das Buch von Dr. Doris Wolf (2021)„Wenn der Partner geht" gelesen und durchgearbeitet. Dies habe ihm sehr geholfen, sodass es ihm zwischenzeitlich schon einmal besser gegangen sei. Im Moment sei er sehr frustriert, weil „es einfach nicht gut wird". Er fühle sich irgendwie desorientiert. Sein Anliegen an die Stunde ist es, eine Orientierung im Sinne eines neuen Lebenskonzeptes zu finden, damit er zur Ruhe kommen könne.

4.4.3   Entwicklung der Impact-Technik für diese Stunde

Der Therapeutin kommt das Bild in den Kopf, dass sie auf einer Wanderung vor einer plötzlichen, nicht angekündigten Wegsperrung stand. Es gab auch kein „Sich-durch-die-Absperrung-hindurchmogeln", da der Weg einfach nach einem schweren Unwetter weggerutscht und noch nicht wiederhergestellt war. Es blieb nichts anderes übrig, als sich eine nicht unerhebliche Wegstrecke wieder zur letzten Kreuzung zurückzubegeben und ein neues Ziel anzugehen. So hatte sich der Patient ebenfalls ursprünglich auf eine Wanderung mit klarem Ziel begeben (Familie, Kinder großziehen, sich um die Enkel kümmern…). Durch die Trennung steht er nun plötzlich an einer Wegkreuzung, an der sein ursprüngliches Ziel nicht mehr ausgeschildert ist. Diese Desorientierung möchte ich auf dem Boden sichtbar und dann durch Einnehmen der verschiedenen Positionen fühlbar machen. Wie kann eine Desorientierung sichtbar gemacht werden? Für den Patienten könnte eine imaginäre Wegkreuzung auf dem Boden aufgezeigt werden, oder es könnte ein wirkliches Hindernis in den Weg gestellt werden. Sicher war sich die Autorin, dass 3 Gegenstände für den Einstieg in die Impact-Technik günstig wären: ein Gegenstand für den Patienten aus der zielklaren Zeit, ein Gegenstand für den Patienten an der Wegkreuzung/zielunklare Zeit und ein Gegenstand für das ehemalige familiäre Lebensziel. Die Idee der Autorin war, den Gegenstand für den Patienten in die zielklare Zeit zu stellen, dann in die zielunklare Zeit, um aufzeigen zu können, welche Auswirkungen ein verlorenes Ziel haben kann. Die Autorin vermutet, dass er von dem ursprünglichen Ziel noch nicht loslassen kann, um sich neu zu orientieren. Vergleichbar wäre es also so, als ob die Autorin vor dem weggerutschten Weg auf ihrer Wanderung stehenbleibt, weil sie einfach noch nicht bereit ist, ein neues Ziel auszusuchen, da es für sie lange Jahre nur dieses Ziel gab und nur dieses Ziel vorstellbar war. Sie würde dann an der Stelle der aufgezwungenen Neuorientierung eine ganz bewusste Verabschiedung von dem angestrebten Ziel benötigen, um bereit zu sein, für die Umkehr und entweder einen anderen Weg zum alten Ziel zu suchen oder ein neues Ziel anzustreben.

Die Autorin führt dieses Wanderbild so ausführlich aus, weil das Leben eine Aneinanderreihung von Stolpersteinen auf dem Weg zu bestimmten Lebenszielen ist. Oftmals zerschlagen Krankheiten, Verluste, Kündigungen oder andere Life Events Pläne und Ziele, sodass es ein häufiges Thema in Therapien ist. Wessen Leben verläuft schon so, wie er sich das mit 18 mal ausgemalt hat? Und ganz oft gelingt eine Anpassung an ungewollte Lebensereignisse. Sei es durch einen Umweg zum ursprünglichen Ziel oder durch eine wirkliche Verabschiedung vom ursprünglichen Ziel mit anschließender Entwicklung eines neuen Ziels.

4.4.4 Stundenverlauf

*Th.: Ich beschreibe Ihnen mal, was bei mir in Bezug auf das Thema „Trennung"
angekommen ist. Sie sind ein Familienmensch und hatten sich darauf gefreut, Ehemann und Familienvater sein zu können, Ihre Kinder gemeinsam groß zu ziehen
und mit Ihrer Frau gemeinsam alt zu werden.*

- Der Patient nickt zustimmend.

*Th.: Ich biete Ihnen ein Bild an. Sie sind mit Ihrer Frau auf eine gemeinsame
Lebenswanderung gegangen, dann sind Sie an eine Kreuzung gekommen, an der
sich Ihre Frau von Ihnen getrennt hat. Sie laufen noch ein Stück denselben Weg,
aber nun nicht mehr zusammen, sondern mit Abstand zwischen Ihnen.*

*Pat.: Genau. Durch die Kinder können wir uns auch gar nicht wirklich trennen,
und ich wollte mich ja auch nicht trennen.*

*Th.: Wählen Sie mal bitte einen Gegenstand für sich aus, als Sie für sich noch
einen klaren Lebensweg hatten, also das Ziel noch klar für Sie war. Mir geht es
jetzt erstmal nur um Sie. Diesen Gegenstand stellen Sie dann bitte auf den Boden.*

*Pat.: Tja, für mich mit dem klaren Lebensweg nehme ich den Weihnachtsmann.
Der sieht so zufrieden aus. Ist das egal, wo der steht?*

*Th.: Das ist egal, Hauptsache auf dem Boden. Und jetzt wählen Sie sich bitte noch
einen Gegenstand aus, der symbolisch dafür steht, dass Sie plötzlich an einer
Wegkreuzung stehen, an der ihr Ziel nicht mehr ausgeschildert ist. Diesen Gegenstand, stellen Sie dann bitte in Bezug auf sich selbst auch auf den Boden. Damit
ist gemeint, wie weit weg sind Sie von der Anfangsfigur und wohin guckt die des-
orientierte Figur.*

*Pat.: Das ist leicht, ich nehme das Minion mit der Keule dafür. Meine Große
hat mir letztens erzählt, dass der neue Freund, den meine Frau inzwischen seit
geraumer Zeit hat, in 4 Monaten in die Wohnung mit einziehen wird. Der Weihnachtsmann steht hier etwa 2 m. weg von der Wand mit Blick auf das großes
Wandbild mit einem Blick in einen Wald hinein. Ich stehe jetzt 1 m weit weg vor
dem Bild, aber immer noch mit Blick auf den schönen Wald. Und es zerreißt
mich innerlich, weil ich weiß, dass ich das nicht mehr haben kann. Ich wollte mit
meiner Frau in dieser Wohnung mit unseren Kindern wohnen. Ich weiß jetzt gar
nicht mehr so richtig, was ich bin.*

Th.: Wie meinen Sie das... Sie wissen nicht mehr so richtig, wer Sie sind?

Pat.: Naja, ich bin immer noch mit meiner Frau verheiratet. Bin aber irgendwie doch nicht mehr Ehemann. Und ich war gerne Familienvater. Jetzt habe ich aber irgendwie keine Familie mehr.

Th.: Ich glaube, dass ich Sie jetzt verstehe. Ihre Rollen sind im Umbruch. Sie sind noch Ehemann, die Scheidung steht jedoch an, sodass Sie bald ein geschiedener Mann sein werden.

Pat.: Richtig. Bin ich dann auch kein Familienvater mehr… oder was bin ich dann?

- An dieser Stelle wird mir die Rollenkonfusion des Patienten so richtig klar und ich möchte ihm ihn das fühlbar machen, damit wir an einer Rollenklärung in Kombination mit einer neuen Zieldefinition arbeiten können.

Th.: Lassen Sie uns mal was ausprobieren. Stellen Sie sich erstmal zum Weihnachtsmann mit Blickrichtung auf das Wandbild vom Wald. Fühlen Sie da bitte mal rein, wie es Ihnen geht und in welcher Rolle Sie sind.

Pat.: Hier geht es mir gut. Und ganz klar, hier bin ich Ehemann und Vater.

Th.: Hm. Ist der Mann nur Vater, wenn er mit der Mutter verheiratet ist?

- Der Patient grinst.

Pat.: Natürlich nicht.

Th.: Also gut. Der Platz ist klar und definiert. Sie wissen wer Sie sind und es geht Ihnen gut? So sieht es jedenfalls aus.

- Der Patient nickt wieder zustimmend.

Th.: Gut, dann kommen Sie bitte mal 1 m weiter auf das Wandbild zu und stellen sich zum Minion. Fühlen Sie bitte auch hier in sich hinein, wer Sie sind und wie es Ihnen geht.

- Der Patient stellt sich zum Minion, sieht auf das Wandbild und fängt an zu weinen.

Pat.: Dem Ziel bin ich näher und kann es doch nicht erreichen… Familie, Kinder, Enkel, meine Frau und ich… Ich kann die Vorstellung kaum ertragen, dass ich nicht mehr mit in der Familie drin bin. Da leben meine Kinder bald mit einem mir fremden Mann zusammen.

Th.: Mir scheint, Sie gucken auf das, was nicht mehr sein kann und können deswegen ein neues Ziel nicht sehen.

Pat.: Ich will… also ich kann nicht weggucken. Was habe ich denn dann noch?

Th.: Mir haben Sie vorhin gesagt, dass ein Mann auch Vater ist, wenn er nicht mit der Kindesmutter zusammenlebt. Also die Vaterrolle bleibt, nur die Umstände zum Ausleben der Vaterrolle haben sich geändert.

• Der Patient nickt wieder, bleibt aber wie angewurzelt an der Stelle stehen.

Th.: Legen Sie sich bitte mal eine Hand aufs Herz und sagen gut hörbar zu sich selbst: Ich werde immer der Vater meiner Kinder sein.

• Der Patient tut dies und beruhigt sich dabei sichtlich.

Th.: Ok, fühlt sich das stimmig an?

• Der Patient nickt.

Th.: Ok, möchten und können Sie sich jetzt von der Stelle bewegen?

Pat.: Ich habe das Gefühl, ich könnte mich jetzt wegbewegen, ich weiß aber nicht wohin.

Th.: Die Sonne ist gerade rausgekommen. Kommen Sie einfach mal zum Fenster.

• Um zum Fenster zu kommen, muss er sich um 90 Grad von dem Bild wegdrehen. Dem Patienten laufen wieder die Tränen, er dreht sich aber langsam etwas nach rechts, lässt das Wandbild links von sich liegen und kommt zwei Schritte zum Fenster.

Th.: Ok. Wie fühlt sich das an?

Pat.: Ganz ungewohnt, ich bin auch noch unruhig. Das Wandbild sehe ich noch aus meinem Augenwinkel, und es verlockt mich, dahin zurückzusehen.

Th.: Das verstehe ich. Es ist wirklich ungewohnt. Es ist ja auch ein neuer Platz hier am Fenster… sozusagen eine neue Wanderroute. Ich bitte Sie jetzt aber, dass Sie Ihren Blick aus dem Fenster schweifen lassen und mir sagen, wer Sie sind. Also welche Rollen haben Sie inne?

Pat.: Also ich bin auf jeden Fall der Vater meiner Kinder, das fühlt sich gut an und stärkt mich. Ich bin immer noch verheiratet, aber fühle mich nicht mehr als Ehemann.

Th.: Rein theoretisch sind Sie noch Ehemann, aber Ihre Scheidung ist so nah. Als Ihre Frau schwanger geworden ist, da gab es auch so eine Vorstufe von Mutter. Die werdende Mutter, die schwangere Frau.

- Der Patient nickt wieder zustimmend.

Th.: Was halten Sie davon, wenn Sie Ihre jetzige Rolle „noch verheirateter Mann" nennen? So als eine Vorbereitung auf die kommende Rolle „geschiedener Mann", der eine Woche lang alleinerziehender Vater ist und eine Woche Vater ist, dessen Kinder bei der Ex-Frau sind?

Pat.: Ein bisschen schwirrt mir der Kopf. Das sind ja doch ganz schön viele Veränderungen.

Th.: Das stimmt. Wie geht es Ihnen denn damit, wenn Sie ihre Rollen für sich mal aussprechen?

- Der Patient benennt seine Rollen als „Vater" und als „bald geschiedener Mann".

Th.: Ok, wie fühlen sich die ausgesprochenen Rollen an und wie geht es Ihnen inzwischen hier vor dem Fenster?

Pat.: Das hat jetzt viel für mich sortiert und inzwischen ist die Verlockung, zum Wandbild zu schauen, gar nicht mehr da. Ich kann mich über meine Kinder freuen. Und den Mann lerne ich irgendwann mal kennen. Susi (geänderter Name der zukünftigen Ex-Frau) wird auf unsere Kinder achten. Da bin ich mir sicher und das beruhigt auch. Es ist mir trotzdem wichtig, zu wissen, wer da mit meinen Kindern zusammenleben wird.

Th.: Können Sie noch etwas zu Ihrem Lebensziel sagen? Also, Sie sind ja jetzt von mir von der Kreuzung weggeholt worden und haben einen neuen Weg eingeschlagen.

Pat.: Hm, da brauche ich noch Zeit. Ich mache jetzt alles alleine mit den Kindern... Urlaub, Geburtstage, Weihnachten läuft anders ab und so, da bin ich noch nicht so ganz angekommen.

Th.: Ok. Ich glaube. Für heute reicht es auch. Die Stunde ist auch schon um. Wir machen nächste Stunde einfach an der Stelle weiter.

4.4.5 Fazit

Zieldefinition ist ein so klarer Begriff. Was aber bedeutet ein Ziel nach einer Trennung? Nach den Trauerphasen von Kast (Kast, 2008) geht es nach einer anfänglichen Schockphase um das „Überleben", danach folgt die Phase des „emotionalen Chaos". Diese beiden Phasen in Bilder übersetzt würde bedeuten, dass man in den Treibsand gefallen einfach um das Überleben kämpft. Dem Tod entronnen wechseln sich verschiedene Emotionen in schneller Folge ab. Da ist bestimmt Freude über das Überleben, vielleicht Unsicherheit und Angst über die Beschaffenheit des Bodens um einen herum, vielleicht auch Wut auf sich selbst, weil man so achtlos drauflos gelaufen ist. Vielleicht sind da noch mehr Emotionen, auf jeden Fall sind die Voraussetzungen für die Entwicklung eines neuen Ziels ungünstig. So auch bei diesem Patienten. Patienten beschreiben immer wieder ein hohes Funktionsniveau nach Verlusten durch Tod oder Trennung, da einfach unglaublich viel organisiert und geklärt werden muss. Wenn es zu psychischen Beschwerden kommt, dann meistens, wenn etwas Ruhe eingekehrt ist und die Phase der Umorientierung beginnt.

Im oben beschrieben Fallbericht war es wichtig, den Patienten mit Hilfe einer Impact-Technik in eine Bewegung zu bringen. In einer nachgestellten Szene die richtige Bewegung zu tun, ist wie ein Selbstverteidigungskurs. Welche Bewegungen richtig und notwendig sind, um einen Angreifer abzuwehren, kann nur durch Ausprobieren gespürt und trainiert werden. Impact-Techniken ermöglichen Patienten das Ausprobieren einer anderen Richtung, einer anderen Haltung. Es ist empfehlenswert, auf die Körperhaltung an sich und auf die Richtung der Füße zu achten. So lange der Patient mit den Füßen zum alten Ziel oder in die Vergangenheit zeigt, ist er noch nicht bereit für das neue Ziel, für die Zukunft. Ihn dann zu bitten, sich wirklich neu zu positionieren, ermöglicht es ihm, ein anderes Gespür für neue Möglichkeiten zu entwickeln.

Es gibt ein Indianer-Sprichwort, welches lautet: „Wenn dein Gaul tot ist, steig ab." Das ist sehr einleuchtend. Nachvollziehbar ist aber auch, dass man den Gaul nicht einfach sofort liegen lässt, wenn er beim Ausritt plötzlich verstirbt. Es ist eine Trauerarbeit, eine Verabschiedung vom treuen Weggefährten notwendig, um sich einen neuen Gaul auszusuchen zu können. So ist dies auch mit den Lebenszielen, mit Lebensplänen. In der oben beschriebenen Übung ist dieser Verabschiedungsprozess durch die veränderte Körperhaltung unterstützt worden. Sich wirklich vom ursprünglichen Ziel abzuwenden und sich bewusst dem neuen Ziel körperlich zuzuwenden, auch wenn dieses noch nicht klar formuliert werden kann, ist ein wichtiger spürbarer Prozess für Patienten. Die Rollenkonfusion des Patienten war der Therapeutin zu Beginn der Übung noch nicht klar. Im obigen Fallbeispiel ist dargestellt, dass neue Informationen jederzeit in die Impact-Technik mit einfließen können. Deswegen möchte die Autorin an dieser Stelle noch einmal ermutigen, mit der ersten unfertigen und natürlich auch unperfekten Idee zu starten. Beim Gestalten mit den Gegenständen entwickelt sich die Darstellung. Je mehr Gestaltungsmöglichkeiten dem Patienten zugetraut werden, umso individueller wird die Impact-Übung, die jedes Mal ein Unikat ist. Oftmals sind die eingenommenen Rollen nicht wirklich klar (z. B.: Was darf ich als Stiefvater in der Erziehung der Kindern meiner Partnerin oder nicht?) oder werden nicht ausgefüllt (z. B.: Ich trete nie als Vater in Erscheinung und überlasse die Erziehung komplett meiner Frau). So wollen manche Eltern lieber gute Freunde und gleichberechtigte Partner für das Kind sein. Beim Kind führt dies aber bis ins Erwachsenenalter hinein zu Verwirrung. Die Autorin führt in ihren Einzel- und Gruppentherapien ganz oft Übungen durch, in welcher die eigene Rolle klar benannt werden soll. Mit der Hand aufs Herz sich selbst gut hörbar und überzeugend sagen, welche Rolle man hat, ist eine sehr effektive Übung. Die Hand auf das Herz zu legen hat den Effekt, dass man ganz bei sich ist. Hierfür gibt es weitere schöne Übungen aus dem Kartenset (Croos-Müller, 2022). Es sind darin nicht nur zahlreiche Übungen mit körperlichem Einsatz enthalten, sondern zu jeder Übung ist auch beschrieben, welche Auswirkungen körperliche Bewegungen neurobiologisch auf unser Gehirn haben (z. B. die Hände in die Hüften zu stützen oder mit der Hand etwas Imaginäres über die Schulter wegzuwerfen).

Oft gibt es im Verlauf der Therapie den Effekt, dass das ursprüngliche Therapieziel zu vage war. Deswegen lohnt es sich immer wieder, an der Zielanalyse und Zieldefinition zu arbeiten. Dabei ist es egal, ob es sich um ein Trennungsthema handelt oder die Akzeptanz einer Krankheit oder andere Themen. Ziele verändern sich von Zeit zu Zeit durch Einsichten und Erkenntnisse im Therapieprozess.

Im Gruppentherapiesetting können das ursprüngliche Ziel und das neue Ziel von Mitpatienten dargestellt werden und Rückmeldungen darüber geben werden, ob die Patienten wissen, was sie sind oder ob das unklar ist. Die Varianten sind hier auch wieder so zahlreich, dass es an dieser Stelle keinen Anspruch auf eine komplette Darstellung geben kann. Ursprüngliche Ziele können die Anzahl von Kindern, die Familienplanung an sich, sportliche oder berufliche Ziele sein. Oft vermischen sich Ziele mit Wünschen. Hier ist eine Differenzierung für die Patienten wichtig. Wünsche sind oft auf das Außen gerichtet. So soll der Chef rücksichtsvoller, die Schwiegermutter ruhiger, der Ehemann aktiver usw. sein. Dafür kann man jedoch selbst nichts tun. Ziele lassen sich mit den SMART-Regeln definieren, indem sie *spezifisch, messbar, angemessen/attraktiv, realisierbar und terminisierbar* sein müssen. Wenn ein Ziel so eineindeutig formuliert ist, dann ist Patienten auch klar, was sie selbst tun können, um es zu erreichen. Mithilfe von Impact-Übungen wie oben können hilfreiche Neuorientierungen geschaffen werden. Zu vielen Zielen oder Plänen gibt es keine bewussten Entscheidungsprozesse. So haben viele Patienten nach oder durch Erkrankungen ein verändertes Leistungsprofil in ihre Persönlichkeit zu integrieren. Auch hier helfen Impact-Techniken, da die Arbeit mit Bewegung es ermöglicht, zu fühlen, wie es ist, sich dem neuen ungewollten Ziel (z. B. mehr Pausen in den Alltag zu integrieren aufgrund einer schweren Erkrankung) ganz bewusst zuzuwenden. In der Arbeit mit Gegenständen kann Stagnation, Abwehr oder die ungünstige Richtung deutlich aufgezeigt werden. Der Therapeut kann die Rolle des Patienten einnehmen, der symbolisch auf ein altes Ziel fixiert ist (dargestellt durch einen Gegenstand oder ein Wandbild oder einfach eine leere Wand). So kann dem Patienten die Draufsicht auf seine eigene Stagnation ermöglicht werden. Es wäre auch möglich, mehrere Gegenstände stellvertretend für den Patienten und andere Personen auf dem Boden zu positionieren. Dann könnten die Gegenstände für die anderen Personen bewegt werden, nur der Gegenstand für den Patienten bleibt unbewegt auf der Stelle. Dies ermöglicht ebenfalls die Draufsicht und zeigt sehr deutlich auf, dass Patienten manchmal so den Anschluss an das Leben verlieren. Es geht also wieder darum, wie das geschilderte Thema des Patienten wie auf einer Bühne zum Anschauen sichtbar gemacht werden kann. Diese Darstellungen mithilfe von Impact-Techniken dann mit Aufstellungen zu kombinieren, ist eine Vorliebe der Autorin und resultiert aus den positiven Erfahrungen jahrelanger Familienaufstellungsarbeit.

Die Rückmeldung des Patienten am Stundenende war, dass er dieses Nachspüren mit Hilfe der Bewegung gebraucht hat, um sich einem neuen Ziel emotional hinwenden zu können, welches theoretisch bereits vorhanden war.

4.5   Problem- und Zielanalyse bei einem Patienten nach Herzinfarkt

Ein Herzinfarkt reißt viele Menschen mitten aus einem vollem Lebensalltag. In diesem Fallbeispiel stelle ich einen Mann vor, der zur Psychotherapie geschickt wurde, weil sich ein mitbehandelnder Arzt und seine Angehörigen Sorgen um den Patienten machten. Des Öfteren kommen Patienten in die Therapie, die aufgrund mangelnden Problembewusstseins unverändert das Problemverhalten beibehalten. Fremdmotiviert und mitunter ohne Therapieziele kommen sie dann in die Therapie, weil sie einen Leidensdruck haben. Der Autorin selbst gelingt es mit Impact-Techniken leichter, solche Patienten ins Therapieboot zu holen, als mit ausschließlicher Gesprächsführung.

Dieser Fallbericht bezieht sich zwar auf die Zusammenarbeit mit einem Patienten nach Herzinfarkt, die beschriebene Impact-Technik kann jedoch auch 1:1 auf Burnout, Depression, Panikstörung, psychosomatische Beschwerden, Autoimmunerkrankungen oder noch ganz andere Beschwerden und Krankheitsbilder übertragen werden.

4.5.1   Patientenvorstellung

Der Patient ist ein Mitte 40-jähriger Mann, Vater von 2 Kindern, verheiratet, voll berufstätig mit etlichen Überstunden in leitender Tätigkeit. Er wurde vom Hausarzt zur Psychotherapie überwiesen. Bei diesem ist der Patient schon seit seiner Jugend in Behandlung, daher kenne sein Arzt ihn ganz gut. Vor etwa 5 Jahren sei er wegen Burnout bereits mehrere Monate krankgeschrieben gewesen, und der Hausarzt habe ihm damals bereits eine Psychotherapie empfohlen. Er sei von seinem Arzt als „Workaholic" bezeichnet worden, was der Patient für sich gut annehmen könne, dies aber bis zum Herzinfarkt immer als „Stärke" eingestuft habe. Er habe gedacht, dass es ausreiche, wenn er an den Wochenenden runterfahren könne. Seit er seine 2 Kinder (2 und 3 Jahre) habe, habe er aber auch an den Wochenenden keine Zeit mehr für sich, da er ein guter Vater sein und auch seine Frau entlasten wolle. Der Herzinfarkt war circa 3 Monate vor dem beschriebenen Termin.

4.5.2   Stundenanliegen

Der Patient beschreibt seine Situation als stressig. Nach circa 2 Monaten Arbeits-unfähigkeit habe er jetzt ganz neu wieder angefangen zu arbeiten. Trotz einer stufenweisen Wiedereingliederung mit aktuell 4 h fühle er sich oft überlastet und habe Angst vor einem zweiten Herzinfarkt, den er dann vielleicht nicht mehr über-lebe. Er möchte diese Ängste loswerden. Im Erstgespräch hat er mir grob seine Lebenssituation und die Geschehnisse seit dem Herzinfarkt beschrieben. Der Fall-bericht ist die Beschreibung der zweiten Sitzung mit ihm.

4.5.3   Entwicklung der Impact-Technik für diese Stunde

Da er als Ziel für die Therapiesitzung das „Loswerden der Ängste" benennt, jedoch keinerlei Anliegen an veränderte Verhaltensweisen bzgl. seines Arbeits-verhaltens von 60 bis 70 h in der Woche äußert, entschließe ich mich für eine Problem- und Zielanalyse, statt Strategien gegen Ängste zu vermitteln. Es gibt zwar keine Gewissheit dafür, dass sein hohes Arbeitspensum, der fehlende Aus-gleich, zu wenig Schlaf und seine fehlenden Erholungsphasen zum Herzinfarkt geführt haben, von der Hand zu weisen ist es aber auch nicht. Mithilfe der Impact-Technik möchte ich sein Verständnis über die Stressoren sehen, die dem Herz-infarkt vorausgegangen waren. Wie können Stressoren oder anhaltend ungünstige Verhaltensweisen sichtbar gemacht werden? Ein Gegenstand soll symbolisch für den Patienten gewählt werden, dann die Stressoren um ihn herum aufgebaut werden. Diese Darstellung ist praktisch das sichtbare Problem. Wer also mit dem Arbeitspensum und fehlendem Ausgleich lebt, ist Herzinfarktrisikoperson. Wenn ich ein anderes Ergebnis haben möchte, muss ich mich anders verhalten. Der Gegenstand für den Patienten müsste dann an einem anderen Platz positioniert werden. So kann der Patient aufzeigen, welche Verhaltensweisen er von dem ersten Platz mitnehmen will oder ob er den neuen Platz neu gestalten möchte. Wenn er am neuen Platz einfach alte Verhaltensweisen positioniert, also Gegen-stände vom ersten Platz zum zweiten Platz stellt, dann ist sichtbar, dass er keine Verhaltensweise ändern möchte oder einfach noch keine gute Einstellung zu seinen bisherigen Stressoren hat. Die Angst vor einem zweiten Herzinfarkt wäre dann angemessen. Es werden also ein Gegenstand für den Patienten und Gegen-stände für die Stressoren benötigt zur Darstellung des Problems. Ein weiterer Gegenstand wird für das Ziel = Loswerden der Ängste benötigt. Mit diesen Gegenständen kann die Beziehung des Patienten zum Ziel und zum Problem ana-lysiert werden. Was notwendig ist, um die Ängste wirklich loszuwerden, wird sich in der Gestaltung der Impact-Technik zeigen. Innere Anteile verhindern offensicht-lich ein verändertes Verhalten.

4.5.4 Stundenverlauf

Th.: Ich verstehe, dass Sie die Ängste loswerden wollen. Wenn ich Sie richtig verstanden habe, hatten Sie solche Ängste vor dem Herzinfarkt nicht.

- Der Patient nickt.

Th.: Haben Sie schon mal was davon gehört, dass Stress einen weiteren Herzinfarkt begünstigen könnte?

Pat.: Das hat mir mein Hausarzt schon vor 5 Jahren gesagt, als ich wegen dem Burnout so lange krank war.

Th.: Ok, und wissen Sie, warum Sie ihr Hausarzt jetzt zur Psychotherapie überwiesen hat?

Pat.: Er sagt, dass ich mein Arbeitspensum reduzieren soll. Aber das sagt sich so leicht.

- Der Patient scheint keine Vorstellung und kein eigenes Anliegen an eine Therapie zu haben, und die Therapeutin hat hier schnell das Gefühl, dass Reden alleine nichts bewirken wird.

Th.: Wissen Sie was, lassen Sie uns mal was ausprobieren. Kommen Sie bitte hier zum Regal und suchen sich zwei Gegenstände aus.

Pat.: Das ist ja lauter Spielzeug. Was soll das werden?

Th.: Sie suchen sich einen Gegenstand für das Problem und einen Gegenstand für das Ziel aus. Dann arbeiten wir mit den Gegenständen, um ihr Problem und ihr Ziel kennenzulernen.

Pat.: Na ich will die Ängste loswerden vor einem zweiten Herzinfarkt, und dass ich den vielleicht nicht überlebe.

Th.: Hm, diese Ängste würde ich auch gerne loswerden wollen. Menschen sind sehr verschieden. Ich würde an Ihrer Stelle zum Beispiel ein hohes Interesse daran haben, dass ich einen zweiten Herzinfarkt vermeiden kann.

Pat.: Daran glaube ich nicht so richtig. Es gibt Menschen, die ganz gesund leben und trotzdem einen Herzinfarkt bekommen.

Th.: Das stimmt. Wäre es für Sie von Interesse, bis zum zweiten Herzinfarkt ein stressärmeres Leben zu führen?

Pat.: Hm, da gehe ich mit. Das ist schon echt anstrengend... mein Leben. Aber ich denke, wenn die Kinder größer sind, dann wird es wieder ruhiger.

Th.: Das kann sein. Suchen Sie jetzt bitte die beiden Gegenstände aus und legen diese auf den Boden so hin, wie Sie glauben, dass ihr Problem und ihr Ziel zueinander in Beziehung stehen.

- Der Patient legt ein Plüsch-Eichhörnchen (aus dem Film Ice Age) als Problem auf den Boden und 1 m davon entfernt den Plüschkater Garfield als Ziel. Beide Gegenstände schauen in dieselbe Richtung, der Kater/das Ziel schaut auf das Eichhörnchen/das Problem.

Pat.: Ok, und können Sie jetzt sehen, was für ein Problem ich habe.

Th.: Naja, ich habe zumindest eine Idee davon. Stellen Sie sich jetzt bitte mal an die Stelle des Problems und auch so, dass Sie dieselbe Blickrichtung haben. Ich stelle mich an die Stelle Ihres Zieles.

- Der Patient geht in die Position des Problems, die Therapeutin in die Position des Ziels.

Th. (als Ziel): Fühlen Sie mal in sich hinein, ob Sie wissen, wie das Problem heißt und ob Sie irgendwie eine Beziehung zu mir als Ziel haben.

Pat. (als Problem): Ich bin leer, ich fühle hier nichts.

Th. (als Ziel): Ich fühle mich hier auch leer. Also ich weiß weder, zu wem ich gehöre, noch was ich bin.

- Das bleibt auch nach mehrmaligen Nachfragen so. Der Patient und die Therapeutin tauschen die Positionen, da keine neuen Informationen dazu- kommen.

Th. (als Problem): Also ich weiß, dass hinter mir was ist, je länger ich hier stehe, umso weniger spüre ich es und ich will auch gar nichts mit dem da hinter mir zu spüren haben.

Pat. (als Ziel): Also ich gucke auf Sie aber ich spüre da keine Verbindung.

- Patient und Therapeutin gehen wieder aus den Positionen heraus, da keine neuen Informationen kommen. Gemeinsam stellen sich beide mit Blick auf die beiden Plüschtiere.

Th.: Hm, dafür dass Sie gerne ein ruhigeres Leben haben würden oder die Angst vor dem Sterben durch einen zweiten Herzinfarkt loswerden möchten, ist hier wenig Veränderungspotenzial zu spüren. Wissen Sie, im Film Ice Age, da betreibt ja das Eichhörnchen einen unglaublichen Aufwand, um an diese Eichel ranzukommen.

Pat.: Ja, das Vieh ist witzig. Unsere ganze Wohnung ist voller Plüschtiere, seit wir Kinder haben. Und jetzt hier bei Ihnen schon wieder Plüschtiere.

Th. (grinsend): Es gibt keine Zufälle. Wenn Sie jetzt von außen auf das Problem und das Ziel schauen, kommen die beiden denn zusammen?

Pat.: Nein, natürlich nicht. Das Ziel müsste vor das Problem treten.

Th.: Aah, das Ziel müsste sich bewegen. Also wenn mein Problem ist, dass ich alle Sachen stehen und liegen lasse und nichts finde, dann müsste meine Selbstdisziplin zu mir kommen?

Pat. (grinsend): Ja ja schon gut, ich verstehe. Ich muss mich bewegen.

- Er dreht das Eichhörnchen/Problem zum Kater/Ziel um. Es ist dem Patienten deutlich anzumerken, dass er hochkonzentriert in die Prozessarbeit eingestiegen ist. Die Therapeutin muss keine Anweisungen mehr geben, er verändert von alleine die Darstellung.

Th.: Ok, lassen Sie uns nochmal in die Positionen gehen und gucken, was da rauskommt. Sie beginnen beim Problem.

- Der Patient geht zum Problem, die Therapeutin nimmt die Position des Zieles ein.

Th. (als Ziel): Ich fange mal an. Mir geht es jetzt hier besser, weil ich eine Verbindung zu Ihnen habe. Also ich spüre, dass ich zu Ihnen gehöre und dass ich was Gutes für Sie bin.

Pat. (als Problem): Hm, mir macht das Ziel Angst.

Th. (als Ziel): Oh, das überrascht mich jetzt. Ich habe so in mir, dass ich für Sie eintrete indem ich zum Beispiel sage, dass ich Arbeit abgeben muss, dass ich zu mir sage… lieber weniger arbeiten als noch einen Herzinfarkt zu bekommen.

Pat. (als Problem): Hm, das macht mir wirklich Angst.

- Von ihm kommt außer wachsender Angst vor dem Ziel keine neue Information. Als Ziel fühlt die Therapeutin immer deutlicher, dass sie etwas Gutes für ihn sein könnte und weiß nicht, warum er Angst vor dem Ziel hat. Deswegen bittet sie ihn um einen weiteren Positionswechsel. Innerlich ist die Therapeutin von der ursprünglichen Idee, die Stressoren noch mit in die Aufstellung hineinzunehmen, abgekommen. In dieser Zusammenarbeit ist deutlich geworden, dass der Patient ein Ziel hat, zu dem er keinerlei Verbindung hat, es so also nicht erreichen wird. Deswegen konzentriert sich die Therapeutin darauf, dass Ziel und Problem sich kennenlernen.

Th. (als Problem): Hm, jetzt stehe ich hier und sehe auf das Ziel, das macht mir wirklich Druck. Je länger ich in mich reinfühle, umso mehr habe ich Angst, dass ich diese Veränderung, was da so alles von mir erwartet wird, nicht schaffe.

Pat. (als Ziel): Hm, ich spüre so in mir diese ganzen Dinge, die mir schon mal jemand gesagt hat... weniger arbeiten, Pausen machen, keine Arbeit mit nach Hause nehmen usw.

Th. (als Problem): Ja, aber wenn ich mich so verändere, dann fühle ich mich so schwach. Ich meine, dann finden mich bestimmt die anderen auch schwach. Und ich bin schon so lange so... ich verliere mich, wenn ich das nicht so weiter mache. Wer bin ich denn dann noch?

- Diese beiden letzten Aussagen werden nochmal untermauert, dann kommen keine weiteren Infos dazu und die Therapeutin löst die Problem-Ziel-Analyse erstmal auf. Im Sitzen mit Blick auf die beiden Plüschtiere wird das Gehörte nachbesprochen. Deutlich wird, dass er Angst hat, Anerkennung zu verlieren. Bei genauerem Nachfragen erkennt er, dass er in Wirklichkeit für sein Arbeitspensum von 60 bis 70 h gar keine Anerkennung bekommt. An dieser Stelle ist die Stunde zu Ende. Es wird ein neuer Termin vereinbart. Der Patient soll sich mit den gefühlten Erkenntnissen dieser Sitzung überlegen, ob er sich eine therapeutische Arbeit dazu vorstellen kann. Er konnte deutlich spüren, dass er seinen Selbstwert über die Arbeit definiert und er bei unverändertem Verhalten kein ruhigeres Leben erreichen kann.

4.5.5   Fazit

Wie so oft in der psychotherapeutischen Arbeit, wurde hier schnell spürbar gemacht, dass ein gutes und hilfreiches Ziel nicht erlaubt ist, zu erreichen. Auch das kann in einem Gespräch schnell herausgearbeitet werden. Mit Hilfe von Impact-Techniken ist es jedoch möglich, fühlbar zu machen, wie sehr verboten es ist, das Ziel zu erreichen oder wie angstbesetzt die Zielerreichung ist. Mit dem Einsatz von Impact-Techniken emotionale Informationen in kürzester Zeit aufzudecken, die im Gespräch oft noch überspielt werden können, ist hochwirksam und sehr eindrücklich für Patienten.

Im Fallbericht formuliert die Therapeutin in der Rolle als Problem Rückmeldungen zu aufkommenden Ängsten und einem gefühlten Druck. Dies war nicht theoretisch vermutet, sondern wirklich gefühlt. Die Autorin kann nur empfehlen, als Therapeut selbst in die verschiedenen Positionen hineinzufühlen. Es ist sehr eindrücklich, welche Gefühle durch diese Art und Weise sehr schnell und meistens sehr gut zutreffend ausgelöst werden. Dies ermöglicht auf der therapeutischen Seite ein besseres Verständnis für die Gefühlswelt der Patienten, die nur allzu oft die gute und richtige Entwicklung verhindern. Indem die Therapeutin in der Position des Problems die Angst vor dem Ziel überraschend schnell und eineindeutig gespürt hat, wurde ihr dadurch sofort deutlich, dass die Strategien zum Stressabbau nicht fruchten können. Aus diesem Grund ist sie von ihrer ursprünglichen Idee der Darstellung der Stressoren abgewichen. Erst muss die Angst vor dem Ziel abgebaut werden. Dazu könnte die begonnene Annäherung zwischen Problem und Ziel fortgesetzt werden. Erweitert werden könnte die Übung durch Ressourcen. Wenn Patienten ihre Ressourcen als Gegenstände symbolisiert haptisch spüren können, hat dies eine ganz andere Bedeutung, als ausschließlich darüber zu reden. In der Realität wird natürlich mehr miteinander gesprochen, als hier niedergeschrieben ist, trotzdem überwiegt in der Arbeit mit Impact-Techniken der Einsatz von Gegenständen, die Bewegung durch die Gestaltung am Boden, das Einnehmen verschiedener Positionen und das Umgestalten der Darstellung.

Mit Impact-Techniken ist es insgesamt einfacher, anfänglich vorhandene Skepsis einer Psychotherapie gegenüber aufzulösen, weil für den Patienten sofort eine Veränderung spürbar ist. Oft ist die spürbare Veränderung zu Therapiebeginn nur auf die Zeit der Therapiesitzung begrenzt, kann jedoch als Gefühl verankert und in den Alltag mitgenommen werden.

Mit Gegenständen zu arbeiten, nimmt vielen Themen ein bisschen von der Schwere und macht es für Patienten erträglicher, daran zu arbeiten. Und egal wie alt die Patienten sind, die Autorin stellt immer wieder fest, dass die Arbeit mit Gegenständen oft Freude bereitet.

Das ist natürlich Geschmackssache. Unterschiedliche Therapeuten haben unterschiedliche Steckenpferde. Impact-Techniken sind wie alle anderen Techniken kein Universalmittel.

Wer mit Gruppen arbeitet, kann das Problem und das Ziel von Mitpatienten darstellen lassen. Weitere Mitpatienten oder Gegenstände können Ressourcen darstellen.

In diesem Fall ging es erstmal um eine Problemanalyse und Zieldefinition. Beides ist noch nicht abgeschlossen. Mit diesem Fallbeispiel ist ein sehr häufig auftretender Fall beschrieben, dass mit einer ursprünglichen Idee angefangen werden kann, die jederzeit abgewandelt werden kann. Hauptsache, es wird angefangen, dann kann sich die Übung entwickeln.

4.6   Problemanalyse und psychoedukative Arbeit bei einer Patientin mit Borderline-Störung

Patienten kommen mit ihren Problemen in die Praxis und haben oft eine ganz eigene Vorstellung, wie diese psychischen Probleme entstanden sind oder aufrechterhalten werden. Niemand stellt infrage, warum zum Klimawandel jahrelang geforscht wird, niemand wundert sich, dass die Entwicklung bestimmter Techniken Jahre dauert. In regelmäßigen Abständen kommt eine neue Generation von Handys heraus, weil just nach dem Verkauf des aktuellen Typs eine grandiose Weiterentwicklung geschaffen wurde und unbedingt zeitnah verkauft werden muss. Für unsere Umwelt wäre es natürlich besser, wenn ein Handy so ausgestattet wäre, dass es viele Jahre zuverlässig genutzt werden kann. Das ist aber genauso unrealistisch, als wenn ein Kochlehrling 3 Monate in die Lehre geht, dann alles kann und erst wieder in 5 Jahren etwas Neues dazulernen kann. Wie in diesen Beispielen, so läuft es auch oft in den Therapien ab. Therapeuten erarbeiten mit Patienten, was alles zu den psychischen Problemen geführt hat, und was getan werden kann, um eine Besserung zu erreichen. Das Leben ist aber so facettenreich, dass immer wieder nachgearbeitet, immer weiter geforscht werden kann. Hierbei ist es unabhängig, in welcher Phase der Therapie dies geschieht. Insbesondere bei Menschen mit einer Borderline-Störung, die oftmals ein Leben voller Konflikte und Krisen führen, begleitet die Problemanalyse und die psychoedukative Arbeit die Therapie durchgehend.

4.6.1   Patientenvorstellung

In diesem Fallbericht handelt es sich um eine Patientin Mitte 30, die seit ihrer Jugend immer wieder psychiatrische Aufenthalte hatte und in Vergangenheit bereits 2-mal ambulant behandelt wurde. Die Biografie ist voller Abwertungen in einem eher emotional cholerischen Elternhaus. Die Patientin ist Einzelkind, die Eltern bis heute verheiratet und in ihrer lauten emotionalen Art noch genauso temperamentvoll, wie in der Kindheit der Patientin. Die Patientin hat mit 2 Wiederholungsjahren ihren Abschluss der 10. Klasse und eine Lehre zur Einzelhandelskauffrau geschafft. Sie hat eine 5-jährige Tochter, die sie über alles liebt. Vom Kindesvater ist sie getrennt, seit die Tochter 3 Monate alt ist. Aktuell lebt sie mit einem deutlich jüngeren Mann zusammen. Die Beziehung ist belastet, da auch der junge Mann sein Packet zu tragen hat und es immer wieder zu heftigen Auseinandersetzungen kommt. Im Kontakt mit der Tochter kommen immer wieder Erinnerungen an die eigene Kindheit hoch, und die Patientin ertappe sich dabei, dass auch sie ihre Tochter mit abwertenden Bemerkungen verletze. Durch die wiederholten stationären und ambulanten Behandlungen gelingt es ihr gut, die gelernten Skills anzuwenden. Sie hat sich in den letzten 3 Jahren nicht mehr selbst verletzt, sodass es in dieser Therapie nicht primär um das Abwenden von selbstverletzendem Verhalten, sondern um Stabilisierung, Erweiterung ihrer

Problemlöse- und Konfliktfähigkeiten geht. Die Patientin hat viel für sich aus den Behandlungen mitgenommen, wendet die Strategien an und ist sich der Notwendigkeit bewusst, diese Strategien wie eine lebenslange notwendige Insulinpumpe bei Diabetikern anzuwenden.

4.6.2 Stundenanliegen

Es handelt sich hier um die 26. Stunde einer Langzeittherapie. Die Patientin ist verzweifelt, weil sie sich nach Jahren wieder einmal geritzt habe. Sie könne sich das nicht erklären. In einer stressigen Morgensituation mit der Tochter sei ihr wieder einmal eine abwertende Bemerkung herausgerutscht. Dies habe sie den ganzen Tag über so gestresst, dass sie früher von Arbeit nach Hause gehen musste, um sich mit der Schere zum Spannungsabbau zu ritzen. Sie habe dies stoppen können, bevor Blut fließe, schäme sich jetzt jedoch für das abwertende Verhalten ihrer Tochter gegenüber und für den Rückfall nach 3 Jahren in selbstverletzendes Verhalten. Sie wisse, wie wichtig es ist, zu verstehen, was dieses hohe Anspannungsmaß ausgelöst habe. Die abwertende Bemerkung ihrer Tochter gegenüber sei noch „im Maß" geblieben, und sie habe für ihre Tochter und auch für ihr inneres Kind sorgen können, bevor sie auf Arbeit musste. Ihr Stundenanliegen besteht darin, die Auslöser für die Selbstverletzung zu erkennen.

4.6.3 Entwicklung der Impact-Technik für diese Stunde

Die Idee der Therapeutin ist, dass hier ein Stressor dazugekommen ist, der bisher trotz der wiederholten therapeutischen Behandlungen noch nicht bekannt ist. Wie können bekannte und unbekannte Stressoren sichtbar gemacht werden? Auch hier gilt wieder, dass Stressoren mit Gegenständen dargestellt werden können. Die unbekannten oder veränderten Stressoren zu identifizieren, ergibt sich aus der gestalterischen Arbeit. Aus aktuellen Gründen geht der Therapeutin eine Situation aus dem Supermarkt durch den Kopf. Bei der Bezahlung eines regulären Einkaufes von Produkten, die sonst auch eingekauft wurden, spuckt die Kasse dann doch einen deutlich höheren Gesamtpreis aus. Nun gilt es, das Produkt oder die Produkte zu finden, welche einen stark veränderten Preis haben. Wenn völlig unbekannte Produkte im Korb wären, würden zuerst diese überprüft werden. So aber muss Produkt um Produkt auf dem Kassenzettel durchgegangen werden, um die Teuerung erklären zu können. Die Therapeutin vermutet, dass sich offensichtlich bekannte Stressoren inhaltlich doch deutlich verändert haben, sodass sie mit diesem Bild als Grundlage in die Impact-Technik startet. Für die Impact-Technik werden ein Gegenstand für die Patientin und mehrere Gegenstände für die Stressoren benötigt. Bei der gestalterischen Arbeit wird durch die Reaktion der Patientin ersichtlich, auf welchen Stressor sie anders reagiert als früher.

4.6.4   Stundenverlauf

Th.: Das tut mir sehr leid zu hören. Ist die Wunde medizinisch versorgt worden?

Pat.: Nein, die ist ja nicht so tief, hat nicht geblutet. Aber ich habe gedacht, ich habe es im Griff.

Th.: Sie wissen ja, was mein Dozent aus der Hypnoseausbildung mal zu mir sagte... Das Leben schmeißt immer wieder mit Scheiße. Wir müssen ein Leben lang Scheiße zu Dünger verarbeiten. Manchmal kommen wir nicht hinterher, manchmal ist die Zusammensetzung anders als bei den anderen Haufen. Da brauchen wir dann ein verändertes Vorgehen bei der Verarbeitung. Ich danke Ihnen, dass Sie mir das gleich erzählt haben, obwohl Sie sich so dafür schämen. Scham steht evolutionär für das Gefühl, etwas falsch gemacht zu haben. So wie Sie mir die Situation schildern, trifft das nicht zu. Ich weiß, Sie haben eine abwertende Bemerkung nicht verhindern können, das will ich nicht schönreden. Doch ihr Umgang damit war gut. Lassen Sie uns mal sehen, ob es einen neuen Stressor gibt. Dazu suchen Sie sich erstmal einen Gegenstand für sich selbst aus und positionieren diesen auf dem Boden.

- Die Therapeutin hat schon öfter mit dieser Patientin gearbeitet, sodass keine weiteren Erklärungen notwendig sind. Die Patientin wählt einen Schokohasen und positioniert diesen auf dem Boden.

Pat.: So geht es mir jetzt. Ich bin ein Angsthase. Ich habe Angst, dass alles wieder von vorne beginnt, ich mich ständig selbst verletzen muss, um mit der Anspannung klar zu kommen. Und ich fühle mich so schäbig und eingedellt. (Es handelt sich um einen Osterschokohasen, dessen goldene Verpackung im Laufe der Jahre schon abgegriffen ist und er hat eine Delle am Hintern. Anmerkung der Autorin).

Th.: Hm, das verstehe ich. Ich stelle jetzt mal einige Gegenstände um Sie herum, welche die bekannten Stressoren darstellen. Ich teile das mal gleich so ein, wie ich das aus unserer bisherigen Arbeit kenne.

Es gibt hier den Arbeitsbereich, da stelle ich diese 2 Gegenstände hin. Die stehen dafür, dass Sie ständig bei der Schichtplanung für sich eintreten müssen und die unschöne Umgangsweise Ihrer Chefin mit Ihnen, wenn Sie fehlen, weil ihre Tochter krank ist.

Hier ist der Bereich, der den Kindsvater betrifft. Da stelle ich auch 2 Gegenstände hin, die dafür stehen, dass Sie ständig wegen der Unterhaltszahlung nachhaken müssen und dass er kein Interesse an seiner Tochter hat.

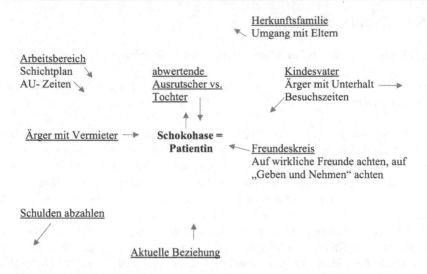

Abb. 4.3 Darstellung der verschiedenen Stressoren im Alltag der Patientin. Die *Pfeile* geben die Blickrichtung der Stressoren und der Patientin an. Weiter weg gestellte Gegenstände bedeuten „weniger belastend"

Dann stelle ich hier den Ordner symbolisch für Ihre Herkunftsfamilie ein Stück weiter weg (Abb. 4.3). Da haben Sie die Dinge geordnet, grenzen sich ab, haben einen guten Umgang für sich mit Ihren Eltern gefunden, indem Sie selten hinfahren und dann auch nicht lange bleiben.

- Die Therapeutin stellt noch ein paar Gegenstände in unterschiedliche Entfernung auf und lässt dann die Patientin die Entfernung und die Blickrichtung der Gegenstände korrigieren. In Abb. 4.3 ist die Darstellung der bekannten Stressoren mit Blickrichtung zu sehen.

- Die Patientin ist hochkonzentriert bei der Arbeit mit den Gegenständen. Für die einzelnen Bereiche hat die Therapeutin im Laufe der Arbeit Zettel beschriftet, damit es einfacher zu merken ist, wofür die ganzen Gegenstände stehen. Die Arbeit mit den Gegenständen verschafft dabei einen ganz guten Überblick, welche Stressoren die Patientin mehr als andere belasten. Am eindrücklichsten ist, dass ihr die abwertenden Bemerkungen ihrer Tochter gegenüber am nächsten stehen, sie also am meisten belasten. Gleichzeitig fühlt es sich für die Patientin nicht stimmig mit dem gespürten Selbstverletzungsdruck an, da die Bemerkung ihrer Tochter gegenüber „im Maß" geblieben ist und sie sich gleich nach der Bemerkung noch um sie kümmern konnte. Weitere Stressoren fallen der Patientin nicht ein. Die Therapeutin lässt die Patientin zuerst auf die Position für sich selbst gehen. Die Therapeutin geht nun nacheinander in die unterschiedlichen Positionen. Dabei ist sie der Patientin unterschiedlich nahe, blickt mal zu ihr, mal weg. Als die Therapeutin in der Position der aktuellen

Beziehung ist, reagiert die Patientin plötzlich sehr heftig. Die Therapeutin verspürt als Vertreterin der aktuellen Beziehung „lediglich" Anspannung. Sie steht im Vergleich mit anderen Stressoren weit weg von der Patientin.

Th.: Lassen Sie uns mal aus der Darstellung rausgehen. Können Sie beschreiben, was Sie eben so heftig getroffen hat, als ich auf der Position der aktuellen Beziehung stand?

Pat. (weinend): Ich dachte, es geht mir immer um meine Ausrutscher gegenüber meiner Tochter. Aber wissen Sie, mein Freund will seit einiger Zeit sexuelle Praktiken ausprobieren, die mir so gar nicht liegen. Ich habe ihm gesagt, dass ich das nicht will. Aber an dem einen Abend, da hat er mich erpresst. Er hilft mir nicht mehr mit meiner Tochter oder er verlässt mich, wenn ich nicht mitmache. Dann habe ich wieder mitgemacht und am nächsten Morgen war ich noch so entsetzt über mich selbst, dass ich meine fiese Bemerkung meiner Tochter gegenüber nicht unterdrücken konnte. Den ganzen Tag hat mich das beschäftigt, was mir rausgerutscht ist, dass sie sich nicht so blöd mit den Schuhen anstellen solle.

Th.: Vielleicht war es für Sie emotional leichter, sich mit Ihrem verbalen Ausrutscher zu beschäftigen als mit dem partnerschaftlichen Thema.

Pat.: Das ist mir so peinlich und ich bin so sauer auf mich. Jetzt denkt er wieder, er hat mich im Griff.

Th.: Können Sie unterscheiden, was Sie mehr belastet, der verbale Ausrutscher oder dass Sie bei den sexuellen Praktiken mitgemacht haben?

Pat.: Ganz klar, diesen Schweinskram da mitgemacht zu haben. Das ist mir aber erst aufgegangen, als Sie hinter mir standen.

Th.: Unsere Stunde ist jetzt zu Ende. Wir legen an diese Stelle ein gedankliches Lesezeichen. Nehmen Sie sich mit, dass es gut war, dass wir den Stressor rausbekommen haben und uns nun drum kümmern können.

4.6.5   Fazit

In diesem Fallbericht wird deutlich, dass die Arbeit deutlich umfassender wird, je mehr Anteile aufgestellt werden. Es gibt mehr Positionen zum Hineinfühlen. Das braucht Zeit. Durch die unterschiedliche emotionale Reaktion auf die unterschiedlichen Bereiche bleiben solche Darstellungen trotzdem übersichtlich. Im Gespräch konnte die Patientin nicht näher eingrenzen, was der Auslöser für das selbstverletzende Verhalten gewesen sein könnte. Mithilfe der Darstellung ist dies sehr schnell gelungen. Das Stundenanliegen konnte erfüllt werden. Ein Erfahrungswert der Autorin ist, dass die hinter den Patienten liegenden Gegenstände meistens verdrängte Themen sind, die vom Patienten nicht gesehen werden wollen oder können. In diesem Fallbericht handelt es sich um ein sehr schambesetztes Thema und könnte im Gespräch noch recht lange verschleiert werden. Für die Aufdeckung von verdrängten/verdeckten Themen lohnt sich eine Impact-Technik immer.

4.6.6   Problemanalyse und Zielklärung in der Folgestunde

Es geht nun darum, das Problem und das Ziel der Patientin konkret herauszuarbeiten, damit Strategien entwickelt werden können. Unabhängig von der Diagnose wünschen sich Patienten oft etwas, statt ein Ziel zu benennen, für dessen Erreichung sie etwas tun können. Dieses Phänomen hatte ich an früherer Stelle bereits schon mal beschrieben. So soll z. B. endlich der Chef einsichtig sein und daran denken, dass man mittwochs immer früher zur Therapiesitzung weg muss, die eigene Mutter soll verständnisvoller sein usw. Dies sind aber keine Ziele. Ein Ziel definiert sich dadurch, dass man etwas für seine Erreichung selbst tun kann, selbstverständlich ohne die Garantie zu haben, dass man es erreicht. Zur Zieldefinition sind die SMART- Regeln hilfreich. Bis diese Kriterien erarbeitet sind, haben sich die meisten Patienten so intensiv mit dem Ziel auseinandergesetzt, dass sie der Zielerreichung bereits ein ganzes Stück näher gekommen sind.

Ebenso oft, wie ein Wunsch mit einem Ziel gleichgesetzt wird, werden auch die Umstände als Problem benannt. Das kann hin und wieder auch zutreffen. Aber ein vergesslicher Chef oder eine wenig empathische Mutter sind eben „nur" Fakten. Zum Problem werden die Fakten, wenn kein guter Umgang für sich mit diesen Fakten gefunden wird. Um diese Thematik der Problemanalyse und Zielklärung geht es in dieser Folgestunde.

4.6.7   Stundenanliegen

Die Patientin möchte für sich eine sichere Strategie zur Abgrenzung, um sich den Forderungen des Partners entgegenstellen zu können.

4.6.8   Entwicklung der Impact-Technik für diese Stunde

Wie kann das Thema Abgrenzung sichtbar gemacht werden? Wenn es um die Thematik Abgrenzung geht, ist ein Bild von einem Gebiet mit definierten Grenzen hilfreich. Oft werden Gebiete, die nicht betreten werden sollen, mit einem Zaun oder mit Mauern umgrenzt, sodass für jedermann die Grenzen sichtbar sind. Hinzu kommen noch Beschilderungen, und wenn es noch wichtiger wird, ein Gebiet vor Eindringlingen zu schützen, kommen noch Wachen hinzu. Im Behandlungsraum kann ein Gebiet, welches beschützt oder nach außen abgegrenzt werden soll, mit einem Seil dargestellt werden. Es gibt dadurch eine sichtbare Grenze. Der Patient kann dann darin stehen und kann nun seine eigene Grenze einmal sehen. Die ist sonst für ihn nicht sichtbar und für viele Dinge sind die Grenzen nicht klar definiert. Entweder werden Menschen mit etwas Neuem konfrontiert oder Angst vor negativen Konsequenzen macht die Grenzen schwammig. Das Seil soll als Grenzmarkierung nun in der Folgestunde genutzt werden.

4.6.9 Stundenverlauf

Th.: Schön, Sie zu sehen. Ist Ihnen nach der letzten Stunde noch was anderes eingefallen?

Pat.: Nein, das hat gepasst. Ich war so wütend, dass ich mich gleich abends nochmal mit ihm angelegt habe. Er hat mich aber wieder so unter Druck gesetzt, dass ich gesagt habe, ich habe meine Regel. Da hatte ich dann Ruhe.

Th.: Hm, für den Moment eine kreative Notlüge. Lassen Sie uns gleich mal zu den Gegenständen gehen. Nehmen Sie 2 Gegenstände. Einer davon steht für Sie, der andere für die Forderungen Ihres Partners und der dritte Gegenstand für ihr Ziel.

- Die Patientin wählt wieder den Osterschokohasen für sich, den Weihnachtsmann für das Ziel und das Minion für die Forderungen des Partners, welche sie als Problem benannt hat.

Th.: Ok, stellen Sie bitte die Gegenstände so auf den Boden, wie sie in Bezug auf Sie stehen. Beginnen Sie mit sich selbst.

- Die Patientin stellt zuerst den Osterhasen auf den Boden, dann das Minion als Problem hinter sich, so wie in der vorangegangenen Stunde. Den Weihnachtsmann als Ziel stellt sie vor sich. Das Ziel guckt sie von vorne und das Problem von hinten an.

Th.: Ich probiere einfach mal was mit dem Seil aus. Wenn ich das Seil gut geschlossen um Sie drumherum lege, haben Sie dann ihr Ziel erreicht? Spüren Sie bitte mal nach.

Pat.: Der Weihnachtsmann guckt mich immer noch an, so als ob er was von mir will.

Th.: Naja, wenn Sie sich gut gegen die Forderungen des Partners abgrenzen können, dann ist das Ziel erreicht. Ich gebe Ihnen also mal den Weihnachtsmann in die Hand. Passt das jetzt?

Pat. (weinend): Ich kann mich abgrenzen, aber ich spüre so eine Angst in mir.

Th.: Können Sie spüren, ob die Bedrohung von hinten vom Minion kommt oder aus Ihnen selbst heraus?

- Die Patientin fängt noch heftiger an zu weinen. Die Therapeutin nimmt das Seil weg, weil die Patientin im Seil über die Maßen verlassen wirkt, als wäre sie im Seilkreis gefangen.

Pat. (etwas ruhiger): So ist es besser.

Th.: Kann es sein, dass es gar nicht um Abgrenzung geht?

Pat.: Jetzt eben, da habe ich mich gefühlt wie als Kind. Keine Ahnung, was meinen Eltern nicht gepasst hat, aber sie haben tagelang nicht mit mir gesprochen und sind abends auch noch weggegangen. Ich war noch klein, ich glaube 1. oder 2. Klasse. Ich hatte Angst, dass sie nicht mehr wiederkommen und ich ganz alleine zurückbleibe. Einfach nur diese beschissene Angst.

Th.: Lassen Sie uns nochmal zu der Situation der letzten Selbstverletzung gehen. Ihr Partner hat Ihnen gedroht, dass er Sie nicht mehr unterstützt und Sie verlässt?

Pat.: Jetzt, wo Sie das aussprechen, da... genau, da war diese alte Angst wieder da.

Th.: Was war also ihr Problem?

Pat.: Na, dass er mir gedroht hat, mich zu verlassen!

Th.: Ich glaube, dass Problem war, dass ihr inneres Kind wieder Angst hatte. Sie sind eine gestandene Frau, Sie würden alleine zurechtkommen.

- Die Patientin nickt zustimmend.

Th.: Das Problem ist, Sie konnten ihr inneres Kind nicht ausreichend beruhigen, weil Sie nicht bemerkt haben, dass das jetzt dran war.

- Die Patientin haut sich mit der flachen Hand vor die Stirn.

Pat.: Hmm, der alte Scheiß wieder.

Th.: Ok, wenn das Problem jetzt definiert ist, was für ein Ziel ist dann richtig und gut?

Pat.: Ich habe das in der Trauma-Klinik gelernt. Mein Alarmsystem ist angesprungen, also muss ich mich um mein inneres Kind kümmern.

Th.: Ok, und wenn Sie sich um ihr inneres Kind ausreichend kümmern können, was bringt Ihnen das, wenn ihr Freund die sexuellen Praktiken verlangt, die sie nicht wollen? Was bringt es Ihnen, sich um ihr inneres Kind ausreichend kümmern zu können, wenn ihr Freund Ihnen droht, Sie zu verlassen?

Pat.: Na dann kann er mich mal? Ich muss dann wieder switchen.

Th.: Was meinen Sie konkret?

Pat.: Ich muss mir dann sagen… damals hatte ich Angst, das war schlimm, jetzt bin ich erwachsen und achte auf mich. Und dazu gehört, dass ich den Scheiß nicht mehr mitmache. Auch wenn er mich dafür verlassen sollte.

Th.: Ok, fühlen Sie nochmal nach. Haben Sie ihr Problem erkannt und verfolgen Sie mit der inneren Kind-Arbeit das dazu passende Ziel?

Pat.: Ja. Und ich bin total froh, dass ich meiner Tochter sowas nicht antue.

- An dieser Stelle ist unsere Stunde zu Ende.

4.6.10 Fazit

Das ursprünglich benannte Ziel „Abgrenzung" der Patientin war prinzipiell gut und richtig. Durch die Problemanalyse konnten die Therapeutin und die Patientin jedoch erkennen, dass das eigentliche Problem die Aktivierung kindlicher Muster war. Die Patientin wurde als Kind immer wieder bei nicht erwünschten Verhalten tagelang ignoriert, sodass sie damals starke Verlassensängste entwickelte. Dieses kindliche Muster musste noch einmal bearbeitet werden. Als Ziel konnten die „Beruhigung und das Trösten des inneren Kindes" definiert werden. Auch das Problem konnte definiert werden. Nicht die Drohungen des Partners sind das Problem, sondern die Angst des inneren Kindes. Die Drohungen des Partners machen die Abgrenzung und die Beruhigung des inneren Kindes nicht gerade einfach, trotzdem sind sie nicht das Problem, sondern nur erschwerende Umstände, da sie das Alarmsystem der Patientin triggern. Im Gespräch geht viel Zeit verloren, um sich bestimmte Sachverhalte ganz exakt erklären zu lassen. Patienten können sich ausgiebig über alle möglichen Umstände und Erlebnisse auslassen. Es ist für viele Patienten wohltuend, dass der Therapeut zuhört, nachfragt, sich Zeit für Analysen nimmt. Patienten fühlen sich dadurch ernst und wichtig genommen. Eine Erfahrung, die sie oft genug in ihrem Leben vermisst haben. Leider zu oft geht bei solchen verbalen Arbeiten viel zu viel Zeit verloren. Die Arbeit mit

Impact-Techniken zeichnet sich dadurch aus, dass einfach recht schnell mit Gegenständen oder Bewegungen die geschilderten Umstände sichtbar gemacht werden und Patienten sich ernst genommen fühlen. Therapeuten knien sich in eine Sache richtig rein, gestalten am Boden oder am Flipchart etwas gemeinsam mit Patienten. Für viele Patienten anfänglich eine ungewohnte Erfahrung, die sie bald zu schätzen wissen. Komplizierte Konstrukte werden einfach dargestellt. Wenn es um Abgrenzungsmöglichkeiten geht, ist es für Patienten einprägsam, gespielt grenzüberschreitente Therapeuten zu sehen, als über Grenzüberschreitungen zu reden. Wenn mit einem Seil die zu verteidigende Grenze aufgezeigt wird, dann erspart das einfach ganz viele Erklärungen. Das Seil bleibt vielen Patienten bildhaft im Gedächtnis hängen, sodass die Arbeit mit einem Seil gleichzeitig eine Verankerung für den Alltag ist.

4.7   Aufdecken von Hindernissen bei der Problem- und Zielanalyse einer bindungsängstlichen Patientin mit einer rezidivierenden depressiven Erkrankung

Hindernisse bei der Zielerreichung haben meistens etwas mit gelernten Mustern aus der Kindheit zu tun. Manchmal sind sie den Patienten bewusst, meistens jedoch unbewusst. Patienten mit therapeutischer Vorerfahrung haben schon viele kindliche Verhaltensmuster identifiziert und daran gearbeitet. In dem folgenden Fallbeispiel geht es um die Aufdeckung unbewusster kindlicher Verhaltensmuster, die sich so auswirken, dass die Patientin an einer rezidivierenden depressiven Erkrankung leidet.

4.7.1   Patientenvorstellung

Die Patientin ist Ende 30, seit knapp 2 Jahren in einer Wochenendbeziehung, arbeitet ganztags in der Verwaltung. Das Paar lebt ca. 100 km auseinander. Es kriselt in der Beziehung, seit der Partner Zusammenziehen und Familienplanung angesprochen hat. Er habe bereits eine Tochter aus einer vorhergehenden Beziehung.

Die Patientin ist bei ihrer Mutter groß geworden, zum Vater gibt es nur sporadischen Kontakt. Als die Patientin 11 Jahre alt war, sei ihr Stiefvater in die Familie hinzugekommen. Seitdem habe die Patientin viele Konflikte zwischen ihm und ihrer Mutter mitbekommen. Sie selbst habe ständig Konflikte mit der Mutter gehabt, seit sie 13 Jahre alt war. Ihre erste depressive Phase habe sie im jungen Erwachsenenalter gehabt, dann wiederkehrend in Prüfungs- und Trennungsphasen. Seit ca. 6 Monaten habe sie das Gefühl, dass auch ihre jetzige Beziehung zerbreche, da sie die Wünsche nach mehr Nähe des Partners kaum ertrage und es deswegen häufig Konflikte gäbe. Seit 4 Monaten merke sie, wie ihr Antrieb abnehme, sie sich immer mehr zwingen müsse, um den Alltag zu schaffen.

Es habe im jungen Erwachsenenalter eine ambulante Therapie gegeben, als sie im Studium nach einer Prüfungsphase in ein depressives Loch rutschte. Die Therapie habe ihr sehr geholfen.

4.7.2 Stundenanliegen

Die Patientin möchte wieder aus dem depressiven Tief herauskommen. Das ist das generelle Therapieziel. Da der partnerschaftliche Bereich sie sehr belastet, möchte sie in dieser Stunde (1. Kurzzeittherapiesitzung) verstehen, wieso ihre Partnerschaften immer nur ca. 2 Jahre gehalten haben und was sie tun könne, damit ihre jetzige Beziehung hält.

4.7.3 Entwicklung der Impact-Technik für diese Stunde

Das, was bisher von der Patientin bekannt ist, klingt für die Autorin nach einem inneren Kind-Modus, der sich als Hindernis zum Ziel aufbaut. Deshalb möchte die Autorin sich in dieser Stunde gemeinsam mit der Patientin ansehen, wie das Problem, das Ziel und das Hindernis zueinander stehen und ob diese 3 Bereiche definiert sind. Wie kann ein Hindernis zwischen einem Problem und einem Ziel sichtbar gemacht werden? Es werden 3 Gegenstände benötigt. Da die Patientin das Problem in sich trägt, ist der Gegenstand für das Problem gleichzeitig stellvertretend für die Patientin. Ein Gegenstand symbolisiert das Ziel, ein weiterer Gegenstand das Hindernis. Inwieweit Hindernis, Ziel und Problem definiert sind, wird sich in der gestalterischen Arbeit zeigen.

4.7.4 Stundenverlauf

Th.: Sie möchten also herausfinden, wieso Ihre Partnerschaften immer nur so ungefähr 2 Jahre halten. Wenn ich Sie richtig verstanden habe, ist ihr Partner gerade nicht dabei, Schluss mit Ihnen zu machen. Der würde gerne den nächsten Schritt gehen und eine Familie mit Ihnen gründen?

Pat.: Ja, das ist richtig. Aber wir streiten uns ja auch öfter, weil er zusammenziehen möchte, ich aber nicht.

Therapeutin: Mir gehen dazu viele Ideen durch den Kopf. Um sicherzugehen, dass ich Sie richtig verstanden habe, möchte ich mir dazu etwas mit Ihnen anschauen. Kommen Sie bitte mit zum Regal und wählen Sie 3 Gegenstände aus. Ein Gegenstand steht für das Problem, ein Gegenstand steht für das Ziel und ein Gegenstand steht für ein Hindernis. Problem, Ziel und Hindernis in Bezug auf das Thema Partnerschaft.

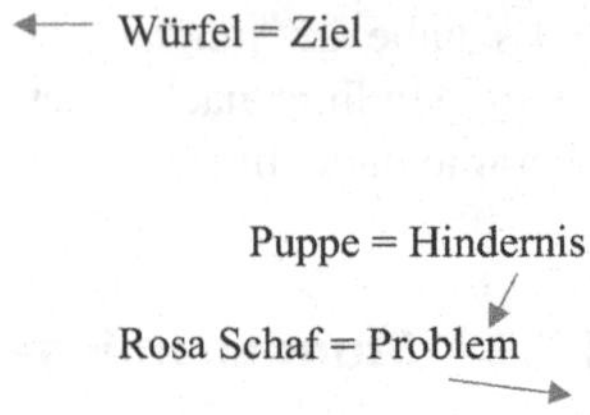

Abb. 4.4 Die Positionierung
von Problem (rosa
Schaf), Ziel (Würfel) und
Hindernis (Puppe) durch
die Patientin. Die *Pfeile*
zeigen die Blickrichtung der
Gegenstände an

◄─── Würfel = Ziel

Puppe = Hindernis

Rosa Schaf = Problem

Pat.: Ok, keine Ahnung, wie Sie das meinen.

Th.: So genau weiß ich auch noch nicht, um was es geht.

Pat.: Ok, dann kann ich auch nichts falsch machen.

Th.: Nein. Egal was für Gegenstände Sie wählen, wir arbeiten damit. Stellen Sie bitte zuerst den Gegenstand für das Problem auf den Boden, danach die beiden anderen.

- Die Patientin wählt das rosa Schaf für das Problem, einen Würfel für das Ziel und eine kleine Puppe als Hindernis. Die Gegenstände werden so auf dem Boden aufgebaut, wie es in Abb. 4.4 zu sehen ist. Am Würfel klebt für die Augen eine kleine Haftnotiz, damit die Blickrichtung zu sehen ist.

Th.: Gut, stellen Sie sich bitte mal auf die Position des rosa Schafs. Nehmen Sie es richtig zwischen Ihre Füße, sodass Sie in die Richtung schauen müssen, in die Sie das Schaf blicken lassen. Ich gehe in die Position Ihres Ziels. Fühlen Sie bitte in sich hinein, ob Sie wissen, was das Problem in Bezug auf ihr Partnerschaftsthema ist, und fühlen Sie auch hinein, ob Sie etwas über mich wissen.

Pat.: Hm, ich weiß nicht so recht, was Sie wollen.

Th. (als Ziel): Ich antworte Ihnen aus meiner Rolle als Ziel. Ich habe keinen blassen Schimmer, was ich bin und zu wem ich gehöre.

Pat.: Hm, ich kann hier auch nur sagen, dass ich zu Ihnen keine Verbindung fühle.

Th. (als Ziel): Ich habe vom Anfang der Stunde noch in Erinnerung, dass es um ein Beziehungsthema geht, aber damit kann ich nichts anfangen.

Pat.: Ich bin ja das Problem. Da kann ich wenigstens sagen, dass es immer Forderungen gibt, die mir Angst machen.

Th.: Ich gehe mal aus der Rolle heraus. Was ich jetzt als Ziel gefühlt habe... Sie haben ihr Ziel bezüglich Partnerschaft noch nicht definiert, deswegen stehe ich so abseits. Und ich glaube, ihr Problem ist Ihnen auch nicht klar. Kann das sein?

Pat.: Ich finde es nach 2 Jahren zu früh, um zusammenzuziehen und über Familienplanung zu reden.

Th.: Haben Ihre Ex-Partner alle über das Zusammenziehen und Kinderbekommen geredet?

Pat.: Nein, manchmal ging es darum, alles getrennt zu machen, das war mir dann zu wenig. Der eine hat mit Drogen angefangen, da war ich gleich weg vom Fenster.

Th.: Wer hat meistens die Partnerschaft beendet?

Pat.: Ich, es hat mich noch keiner verlassen.

Th.: Sie stehen ja noch auf der Position des Problems. Wenn Sie da jetzt hineinfühlen, was ist denn ihr Problem?

Pat.: Dass die Männer entweder zu viel oder zu wenig von mir wollen?

Th.: Hm, das scheint mir jetzt erstmal ein Umstand zu sein, also so etwas wie ein Fakt. So etwas wie... es ist kalt oder zu heiß. Zum Problem wird das erst, wenn ich nichts Warmes oder nichts Luftiges zum Anziehen habe.

Pat.: Ah, da klingelt was bei mir. Dass die Männer zu viel oder zu wenig von mir wollen ist ein Fakt?

Th.: Hm, erstmal ist es einfach nur ein Fakt. Wie gehen Sie dann damit um? Und was ist daran problematisch für Sie? Denn erst dann können Sie auch ein Ziel entwickeln. Wenn ich friere und ziehe mir nur einen Handschuh an statt einer dicken Jacke, das ist ungünstig. Mein Ziel könnte dann heißen... ich will lernen, mich witterungsgerecht zu kleiden.

Pat. (grinsend): Das ist einleuchtend. Aber bei mir, das ist doch was ganz anderes?

Th.: Natürlich geht es um etwas ganz anderes. Wenn Sie auf Ihre Gegenstände schauen, dann können Sie sehen, dass Sie ihr Ziel nicht im Auge haben. Sie haben gar kein Ziel definiert, weil Ihnen ihr Problem nicht klar ist.

Pat.: Mein Problem... also, ich hätte schon gerne eine Familie. Ich habe nur Angst, dass ich dann keinen Freiraum mehr habe, dass ich dann als ICH verschwinde. Außerdem glaube ich ja nicht dran, dass eine Beziehung gut geht.

Th.: Wie kommen Sie darauf?

Pat.: Na, meine Mutter und mein Stiefvater, die haben sich immer richtig gefetzt. Und die Beziehung zu meinem Vater hat ja auch nicht gehalten, dann war meine Mutter alleine mit mir.

Th.: Ok, was haben Sie also in Ihrer Kindheit gelernt?

Pat.: Na, Beziehungen gehen nicht gut?

Th.: Und woher kommt diese Angst, in einer Beziehung zu verschwinden? Sie können auch die Augen schließen und hineinfühlen, in diese Angst.

Patientin: Also, irgendwie bin ich das Problem. Wer mir nah sein will, das macht mir Angst, und wenn jemand zu viel Raum für sich braucht, das macht mir auch Angst.

Th.: Finden Sie dieses Thema in Ihrer Kindheit?

Pat.: Meine Mutter konnte irgendwie schlecht alleine sein. Wenn ich mal was mit einer Freundin machen wollte, da war sie fast eifersüchtig. Und dann als meine Stiefvater in die Familie gekommen ist, gab es einen krassen Wechsel. Da durfte ich machen was ich wollte. In meiner Pubertät wusste sie manchmal nicht, bei wem ich geschlafen habe. Es war ihr egal und trotzdem hatten wir uns ständig in den Haaren. Jetzt wo die Erinnerungen hochkommen… ich bin auch eifersüchtig, wenn mein Partner Zeit mit seiner Tochter verbringen will. Dann habe ich Angst, dass ich ihm egal bin. Irgendwie bin ich doch wie meine Mutter…

- Die Patientin weint.

Th.: Wissen Sie, ich glaube, diese ganzen Ängste und gelernten Muster stecken hier in dem Hindernis. Da haben Sie ja zufälligerweise diese kleine Puppe gewählt, die Sie anschaut.

Pat.: Mist, das ist mein Problem.

Th.: Was? Können Sie das genauer sagen?

Pat.: Na, ich stecke in diesen beschissenen Mustern drin. Entschuldigung. Er will ja eigentlich was Schönes von mir oder mit mir. Ich traue dem Ganzen aber nicht, weil ich da diese ganzen inneren Stimmen in mir habe. Ich sage mir dann, das geht eh nicht gut. Genau, ich stehe hier und die Puppe, das sind meine inneren Stimmen, die mir die Angst einflüstern und die Zweifel. Und bevor es schiefgeht, da trenne ich mich lieber. Ich will nicht verlassen werden und ich will nicht verschwinden.

Th.: Ok, jetzt lassen Sie uns das mal durchsortieren. Ihr Problem ist also?

Pat.: Ich habe Angst, in der Beziehung zu verschwinden und ich habe Angst, verlassen zu werden.

Th.: Zu welcher Position gehören die ganzen inneren Stimmen, die gelernten Botschaften?

Pat.: Die gehören dann also hier zur Puppe (Hindernis).

Th.: Und wie heißt das Ziel?

Pat.: Dass ich meine inneren Stimmen plattmache?

Th.: Wenn ihr inneres Kind Ihnen angstvoll das zuflüstert, was es in der Kindheit gelernt hat, wollen Sie ihr inneres Kind plattmachen?

Pat.: Hm, nein, das dann auch nicht. Aber so komme ich nicht zum Ziel. Selbst wenn ich mich umdrehe, also hier das Schaf so drehe (sie dreht das Schaf mit Blick zum Würfel), dann sehe ich mein Ziel nicht. Das Hindernis steht mir im Weg. Und mein Ziel, das guckt ja auch noch weg. Na prima.

Therapeutin: Ok, wenn sich Ihnen ein Kind in den Weg stellt, was tun Sie dann?

Pat.: Wie meinen Sie das, welches Kind?

Th.: Ich nutze jetzt mal ihr Bild... das Hindernis, also das innere Kind, also Ihre gelernten Botschaften stehen Ihnen im Weg. Was können Sie tun, wenn Ihnen etwas oder jemand im Weg steht?

Pat.: Na ich muss drumherum laufen.

Th.: Das hier ist ein experimenteller Raum. Tun Sie es einfach bitte mal.

Pat.: Na gut, ich laufe mal um die Puppe (Hindernis).

Th.: Gut, Sie stehen jetzt dem Ziel näher. Es guckt Sie immer noch nicht an, und wie fühlt es sich an, wenn Sie ihr inneres Kind so hinter sich lassen?

Pat.: Das mit dem Ziel ist nicht gut. Das entmutigt mich ganz schön.

Th.: Und mit dem inneren Kind.

Pat.: Naja, das kann ich hier vorne nicht gebrauchen. Das kann schon da hinten bleiben.

Th.: Hm, ich bitte Sie, dass Sie diese Puppe mal liebevoll hinter sich räumen. Lassen Sie dieses innere Kind in die Zukunft also zu Ihnen schauen und sagen Sie ihm, dass Sie sich um es kümmern werden.

Pat.: ungläubig: Was?

- Die Therapeutin wiederholt ihr Anliegen und ermutigt die Patientin, es einfach auszuprobieren. Die Patientin tut dies auch. Etwas holprig und unbeholfen, aber das Hindernis blickt jetzt auf das Problem.

Pat.: Oh, das macht mich traurig. Ich gehe ganz schön ruppig mit mir um.

Th.: Das passiert. Jetzt wo sie es erkannt haben, da können Sie ab sofort anders mit Ihrem inneren Kind umgehen.

Pat.: Ich bin aber ganz schön sauer auf das Ding. Meine Partnerschaften gehen dadurch kaputt.

Th.: Ja, das innere Kind kann nur nichts dafür. Das ist aber ein guter Moment, um ein Ziel zu definieren.

Pat.: Mir raucht jetzt echt der Kopf. Ich muss mich um beides kümmern, oder?

Th.: Bevor Sie mit Ihrem Partner Schluss machen, der eine Familie mit Ihnen gründen will und mit Ihnen zusammenziehen will, könnten Sie ihm für den Anfang erklären, dass Sie Angst davor haben, dass es schiefgehen könnte und dass Sie Angst haben, in der Beziehung zu verschwinden. Und dann kümmern Sie sich um ihr inneres Kind. Was halten Sie davon?

Pat.: Seine Partnerschaft hat ja auch nicht gehalten. Er kennt das ja. Also gut, das klingt nach einem Plan.

Th.: Ok. Nur ganz kurz noch. Gehen Sie in die Position des Zieles und sagen Sie nochmal, um was Sie sich kümmern wollen.

Pat. (als Ziel): Ich kümmere mich um meine Ängste, ich kümmere mich um mich selbst… also um mein inneres Kind.

Th.: Wie fühlt sich das an?

Pat.: Das ist beruhigend und macht mir gleichzeitig Angst.

Th.: Können Sie fühlen, ob die Angst vom Ziel ausgeht oder von woanders herkommt?

Pat.: Schwer zu sagen. Das hat was mit der kleinen Puppe (Hindernis) zu tun.

Th.: Ok, so gerne ich mit Ihnen jetzt noch weiterarbeiten würde, unsere Stunde ist rum und ich habe das Gefühl, es reicht für heute.

Pat.: Ja, auf jeden Fall. Das war anstrengend. Aber gerade zum Schluss hat sich für mich viel sortiert. Ich bin jetzt echt kaputt.

Th.: Dann lassen Sie uns mal was für eine körperliche Entspannung tun und damit Sie wieder Energie tanken, lassen Sie uns in der Form des ersten Buchstaben unseres Vornamens ausschütteln.

Pat.: Was?

Th.: Ich muss mich in Form eines „K" ausschütteln.

Pat.: Ahh, super... wie soll ich mich denn als „S" ausschütteln?

- Patientin und Therapeutin lachen beide zusammen, schütteln sich dann noch locker. Damit ist etwas Spannungsabbaus erreicht und die Stunde zu Ende.

4.7.5 Fazit

Patienten kommen recht unterschiedlich ins Fühlen. Manche Patienten weinen bei der Schilderung, andere weinen erst bei einer bestimmten Nachfrage, wieder andere weinen gar nicht. Aufgrund ihrer Biografie ist bei dieser Patientin die Wahrnehmung eigener Bedürfnisse und Gefühle ziemlich diffus. Dieser oben beschriebenen Stunde folgten noch 3 h im Einzelsetting, in denen es immer detaillierter um die Konkretisierung des Problems, des Zieles und des Hindernisses ging. Parallel dazu liefen die Gruppentherapiestunden weiter, in denen es in diesem Zeitraum um die Thematik „Abgrenzung" ging. Je bekannter, vertrauter und detaillierter die Patientin die Facetten ihres Problems, ihres Hindernisses und ihres Zieles kannte, umso leichter fiel es ihr, Strategien mit der Therapeutin zu entwickeln.

Die Patientin behielt in den Folgestunden die Gegenstände aus der oben beschriebenen Impact-Übung bei. Es wurden unterschiedliche Abstände und Blickrichtungen ausprobiert. Ihr ehemaliges Hindernis wurde in Begleiterscheinung umbenannt. Einen noch freundlicheren Namen für ihr ängstliches inneres Kind hatte sie zum Zeitpunkt der Beschreibung des Fallberichtes noch nicht gefunden. Zumindest konnte sie das innere Kind neben sich gut akzeptieren und ging weniger in Abwertung. Ziel und Problem hatten zum Schluss zumindest Blickkontakt. Es ist ein Ausprobieren in den Stunden, wie viel Annäherung zwischen den Gegenständen möglich ist. Das gilt auch für die Abgrenzungsübungen aus den Gruppentherapiesitzungen, die mit dem Seil durchgeführt wurden. Mit dem Seil können Patienten aufzeigen, wieviel Raum sie brauchen, um sich sicher zu fühlen. Da dies je nach psychischer Befindlichkeit schwankt, kann das Seil variabel gelegt werden. Die Grenze, den fehlenden Kontakt zwischen Ziel und Problem sichtbar zu machen, sind wichtige Erfahrungen für die Patientin gewesen. Die Autorin erklärt oft während der Durchführung von Impact-Techniken psychologische Modelle, wie z. B. die Arbeit mit dem inneren Kind (Stahl, 2017) oder was Fähigkeiten und Fertigkeiten eines gesunden Erwachsenen sind. Patienten haben so die Möglichkeit, direkt neue Informationen als Umgestaltung der Darstellung einfließen zu lassen. Die Therapeutin kann ihre Erklärungen ebenfalls mit neuen Positionen in der Darstellung aufzeigen. Wann ist es der richtige Zeitpunkt zum Verändern der Darstellung? Hier kann die Autorin nur die Empfehlung geben, auf das eigene gesunde Bauchgefühl zu hören und immer wieder bei den Patienten nachzufragen, wie die Gegenstände aus der Patientensicht jetzt gerade richtig liegen. Wenn Therapeuten das Gefühl haben, dass von den Patienten wenig Veränderungsvorschläge kommen, dann dürfen Vorschläge gemacht werden. Oft sind das Patienten, die einen schlechten Zugang zu den eigenen Gefühlen und Bedürfnissen haben, oder sich das Recht zu Veränderungen nicht zugestehen. Im obigen Fallbericht wurde in der Stunde nur das innere Kind/Hindernis hinter die Patientin geräumt. Alles andere wurde im Stehen besprochen. Durch die Gegenstände konnte die Patientin aber immer wieder in Kontakt mit dem Ziel, mit dem Problem oder dem Hindernis gebracht werden. Hier ist mit Kontakt gemeint, es konnte ihr immer wieder aufgezeigt werden, dass sie eben keinen Kontakt hat und dass eine klare Definition von allen 3 Instanzen fehlt.

Die Autorin empfiehlt, Erklärungen zu Modellen anfänglich knapp zu halten und erst nachdem Patienten ins Fühlen gekommen sind, diese ausführlicher nachzubesprechen.

4.8 Überprüfung der Therapiemotivation und Änderungsbereitschaft bei einer Patientin mit einer Binge-Eating-Störung durch eine Problemanalyse

Essstörungen sind weit verbreitet und benötigen nach Erfahrung der Autorin immer eine Behandlung im Rahmen einer Langzeittherapie. So auch Patienten mit einer Binge-Eating-Störung. Es werden oft ein negatives Selbstbild und ein niedriger Selbstwert verbunden mit mangelnder Konfliktlösefähigkeit im zwischenmenschlichen Bereich berichtet. Diese Problembereiche führen insgesamt zu einem hohen Stressniveau, sodass es zahlreiche Situationen gibt, die für

die Patienten so stressig sind, dass ein ungesundes Essverhalten als Beruhigungs-
strategie angesehen wird. Die Anorexie und die Bulimie weisen noch andere
Verhaltensmuster auf, die so stark ausgeprägt sind und den Alltag der Patienten
bestimmen, dass ein ambulantes Behandlungssetting meistens alleine nicht ausreicht. Da die Autorin in ihrer Praxis seit Anfang 2020 nur noch Kombinationsbehandlung für Gruppen mit gemischten Diagnosen anbietet, würden diese
Patienten aus ihrer Sicht in diesem Therapiesetting nicht ausreichend versorgt
werden. Im Aufnahmegespräch und in der Probatorik bemüht sie sich deshalb um
eine Einschätzung, ob die Patienten mit ihren Störungsbildern in den gemischten
Gruppen ausreichend versorgt werden können. In diesem Fallbericht geht es um
eine Patientin mit einer Binge-Eating-Problematik, die nicht zu lebensbedroh-
lichen Zuständen führt.

4.8.1 Patientenvorstellung

Die Patientin ist Anfang 40, seit 2 Jahren vom Kindesvater getrennt, die Scheidung
läuft. Sie ist aus dem gemeinsamen Haus ausgezogen und lebt mit der 11-jährigen
Tochter und dem 8-jährigen Sohn in einer kleinen 3-Zimmer-Wohnung. Sie
arbeitet 40 h im Verwaltungsbereich. Wegen häufiger psychosomatischer
Beschwerden wurde sie vom Hausarzt zur Psychotherapie überwiesen. Im Erstgespräch beklagt sie typisch depressive Beschwerden wie vermindertes Leistungsprofil, Ein- und Durchschlafstörung, die durch permanentes Grübeln verursacht
seien. Die Konzentration sei vermindert und sie habe sich sozial zurückgezogen.
Von den Essanfällen berichtet sie in der zweiten probatorischen Stunde sehr
schambesetzt, da sie inzwischen auch schon richtig „mollig" geworden sei, die
Essanfälle aber nicht mehr steuern könne. Sie beklagt, dass sie auf Arbeit ausgenutzt werde, ihr zukünftiger Ex-Mann sie im Rahmen der Scheidung über den
Tisch ziehe, ihre Nachbarin sie terrorisiere. Sie finde in den Essanfällen eine Art
Trost und Beruhigung. Diese seien nur möglich, wenn die Kinder im Bett liegen,
sodass sie bis zu diesen Zu-Bett-geh-Momenten wie unter Strom stehe. In wiederholten Verhaltensanalysen mit dem SORCK-Schema (Kanfer, 2000) wurden verschiedene Problemsituationen analysiert. Es wird wiederholt herausgearbeitet,
dass sie sich abgrenzen und ihre Bedürfnisse äußern müsse, um die zwischenmenschlichen Konflikte im gesunden Erwachsenenmodus zu klären. Sie beklagt
wiederholt, dass sie es nicht einsehe, dass sie sich ändern müsse. Irgendwie müsse
es doch anders gehen.

4.8.2 Stundenanliegen

Der Fallbericht beschreibt die 4. probatorische Sitzung, und es ist Anliegen der
Therapeutin, die Therapiemotivation und Änderungsbereitschaft der Patientin zu
überprüfen, bevor ein Therapieantrag gestellt wird.

4.8.3   Entwicklung der Impact-Technik für diese Stunde

Das Gefühl der Therapeutin ist, dass die Patientin mit der Einstellung „wasch mich, aber mach mich nicht nass" in die Praxis kommt. In der Arbeit mit Patientin nutzt sie gerne den Vergleich, dass der Mensch sich um den Fußpilz kümmern muss, der ihn hat, auch wenn er ihn nicht verursacht hat. Der Arzt kann nur ein Medikament verschreiben, ist aber nicht dafür verantwortlich, ob der Patient es anwendet. Diesem Gleichnis folgend wird eine Impact-Technik benötigt, die sichtbar macht, dass die Problembereiche gleichbleibend aufrechterhalten werden, wenn sich die Patientin immer gleich verhält. Wie kann nun das gleichbleibende Problemverhalten der Patientin sichtbar gemacht werden? Praktisch sind Wäscheklammern, Büroklammern oder Klebezettel, mit denen man etwas an einen Menschen kleben kann. Dann kann beobachtet und erarbeitet werden, wie derjenige mit dem Teil umgeht, welches an ihm klebt. Tut er etwas dafür, das Teil loszuwerden, schaut er weg? Genauso gut könnte auch ein Seil genutzt werden, welches Patienten um ein Handgelenk oder um ein Bein geknotet werden könnte. Die Therapeutin möchte für diese Problemanalyse die Fingerfalle nutzen. Dies ist ein geflochtenes Papierrohr. Wenn der Patient seinen Finger in die eine Öffnung steckt, der Therapeut seinen Finger in die andere Öffnung, dann sind beide miteinander verbunden. Wenn nun an dem Papierrohr gezogen wird, zieht es sich zusammen und beide sind fest miteinander verbunden. Es ist notwendig, sich mit dem Papierrohr auseinanderzusetzen, es zu analysieren. Wenn man leicht aufeinander zugeht, lockert sich das Geflecht und die Finger können wieder vorsichtig aus dem Papierrohr gezogen werden. Das Problemverhalten kann so durch den Therapeuten vertreten werden, der dem Patienten durch diese Verbindung immer auf den Fersen bleibt, so lange keine alternative Verhaltensweisen angewandt werden. Für die verschiedenen Problembereiche sollen Gegenstände dienen.

4.8.4   Stundenverlauf

Th.: Hallo, wie geht es Ihnen und was ist von der letzten Stunde hängengeblieben?

Pat.: Naja, ich habe da viel drüber nachgedacht und die Übersichten (sie meint die SORCK-Schemata) waren gut. Ich weiß jetzt, warum ich mich so depressiv fühle und warum ich diese Essanfälle brauche, um mich zu beruhigen.

Th.: Haben Sie auch darüber nachgedacht, dass nur Sie sich ändern können? Von Ihrer Umgebung können Sie sich viel wünschen und auch erwarten, das ist aber frustrierend, wenn Ihr Mann, Ihre Kollegen und Ihre Nachbarin sich nicht ändern.

Pat.: Ja, aber mir ist immer noch nicht klar, warum ich mich immer anpassen muss. Die anderen sind doch das Problem.

Th.: Hm, das mag schon sein. (An dieser Stelle steigt die Therapeutin nicht in eine Differenzierung zwischen Wunsch und Ziel, Problem und Fakt ein, um die verbale Ebene nicht auszudehnen, sondern die Unterscheidung im Tun zu vermitteln.) Fakt ist aber, dass Sie den Leidensdruck haben. Und unter Ihrem Problem leiden Sie. Sie haben 12 kg zugenommen, nicht die Anderen, Sie kommen abends nicht in den Schlaf, werden nachts wach usw. Sie wissen schon.

Pat.: Ich kann mich doch nicht ständig mit allen anlegen? Und „Nein" sagen, das bekomme ich einfach nicht hin.

Th.: Ich möchte Ihnen etwas zeigen. Stehen Sie mal bitte auf. Hier in dem Karton sind verschiedene Gegenstände. Suchen Sie sich bitte jeweils einen Gegenstand für Ihren Mann, für Ihre Nachbarin und Ihre Kollegen aus.

Pat.: Was soll das dann werden?

Th.: Ich möchte mir heute mit Ihnen ansehen, was passiert, wenn Sie bleiben, wie Sie sind, also ich meine, wenn Sie „Ja" zu etwas sagen, was Sie nicht wollen, wenn Sie nett zu jemanden sind, der Sie gerade beschimpft oder mit ungerechtfertigten Vorwürfen überschüttet, wie ihr Mann.

Pat.: Ich bin froh, wenn die Scheidung endlich über die Bühne ist.

Th.: Ich befürchte, davon hören die Beschimpfungen und Vorwürfe Ihres Mannes nicht auf. Ok, nehmen Sie bitte 3 Gegenstände.

Pat.: Und nun?

Th.: Lassen Sie mich kurz überlegen, ob wir noch einen Gegenstand für Sie brauchen. Wir fangen erst mal so an. Stellen Sie sich bitte mal einfach hier hin, ich nehme Ihnen die Gegenstände ab und positioniere sie auf den Boden, wo sie für Sie hingehören.

Pat.: Das verstehe ich nicht.

Th.: Sie bleiben bitte an Ihrem Platz stehen und ich arbeite ein bisschen für Sie. Wofür steht hier der Weihnachtsmann?

Pat.: Der steht für die Arbeit, weil das mehrere Kollegen betrifft, habe ich diesen dicken Weihnachtsmann genommen. Und als Kind hatte ich Angst vor dem Weihnachtsmann.

Th.: Ok, ich laufe jetzt mit dem Weihnachtsmann hier im Raum um Sie herum. Wenn das Thema für Sie nicht so belastend ist, dann kann der Weihnachtsmann weiter weg stehen, wenn das Thema für Sie total belastend ist, dann steht er näher bei Ihnen.

- Die Therapeutin läuft mit dem Weihnachtsmann um die Patientin herum, bis die Patientin ihr sagt, wo er hingehört. In dem Fall ist das einen knappen Meter rechts neben ihr. Der gewählte Platz ist eine rein intuitive Entscheidung.

Th.: Gut, dann stelle ich den Weihnachtsmann hier hin. Die Blickrichtung ist so richtig?

Pat.: Ja, der guckt mich an, jeden Tag warten die Kollegen nur drauf, dass Sie Ihre Arbeit auf mich abwälzen können.

Th.: Ok. Wofür steht der Stoffkackehaufen?

Pat.: Das ist mein Mann. Wie ich den nur heiraten konnte. Der schüttet mich mit Nachrichten zu, was ich alles falsch mache, dass ich die Kinder zu sehr verwöhne und doch doof sei, nur weil ich gesagt habe, dass ich finde, die Kinder brauchen auch mal Zeit für sich nach der Schule und nicht eine Sportgruppe nach der anderen.

Th.: Hm, ich laufe wieder um Sie herum und Sie sagen mir, wo der Kackehaufen hingehört.

Pat.: Na das weiß ich, der steht links von mir. Ich bin praktisch eingeklemmt.

Th.: Hm, das Herz weiß oft Dinge, die der Verstand nicht weiß. Ich laufe um Sie herum und Sie fühlen mal nach. Vielleicht ist es links von Ihnen, vielleicht woanders.

- Die Therapeutin läuft mit dem Stoffkackehaufen um sie herum. Als sie hinter der Patientin ist, reagiert diese körperlich und sagt ihr, dass der Mann ihr mit seinen Vorwürfen im Nacken sitzt mit Blick auf die Patientin. Der Stoffkackehaufen kommt also hinter die Patientin. Der 3. Gegenstand ist ein Ritter, der für die Nachbarin steht. Der Ritter soll schräg hinter dem Mann stehen, auch mit Blick auf die Patientin.

Th.: Ok, und jetzt gebe ich Ihnen hier diese Fingerfalle. Das ist ein geflochtenes Papierrohr. Wenn Sie einen Finger in die eine Öffnung stecken und ich meinen Finger in die andere Öffnung stecke, sind wir beide miteinander verbunden. Ok, wir sind jetzt miteinander verbunden. Probieren Sie mal aus, was passiert, wenn Sie daran ziehen.

Pat.: Oh, das Teil wird enger.

Th.: Genau. Ich bin ihr ungünstiges Verhalten, also das zu häufige „Ja" sagen, Ihre gezeigte Freundlichkeit, obwohl Sie beschimpft werden usw. Ich stehe hier dicht bei Ihnen und flüstere Ihnen immer zu... sei nett, sonst wirst Du abgelehnt, ertrage deinen Mann, bis er ruhiger wird, du schaffst es sowieso nicht. Das sind Sätze, die in Ihrem Kopf sind, ich spreche sie jetzt nur mal aus.

Pat.: Das fühlt sich nicht gut an.

Th.: Das glaube ich, Was wollen Sie tun?

Pat.: Naja, gut. Ich laufe einfach weg.

Th.: Gut, machen Sie mal.

- Die Patientin läuft weg. Da die Therapeutin über die Fingerfalle mit ihr verbunden ist, folgt sie ihr dicht auf den Fersen.

Pat.: Das ist echt blöd.

Th. (freundlich lächelnd): Ja. Aber gucken Sie mal, wenigstens liegen jetzt alle Probleme weiter weg.

Pat.: Das ist eigentlich ganz gut.

Th.: Ja, mich haben Sie aber mitgenommen. Also flüstere ich Ihnen wieder zu... sei nett, sonst wirst Du abgelehnt, ertrage deinen Mann, bis er ruhiger wird, du schaffst es sowieso nicht. Also egal, wohin Sie gehen, egal welche Stelle Sie annehmen, egal mit welchem Mann Sie zusammenkommen, egal wo Sie wohnen und neue Nachbarn haben, mich nehmen Sie mit. Haben Sie eine Idee, was dann passiert?

Pat.: Ja, das kenne ich. Als ich mit meinem Mann noch zusammen in dem Haus gelebt habe, da hat mich seine Mutter fertiggemacht, und in der Lehre haben die mich damals auch ausgenutzt.

Th.: Also gut, laufen Sie noch ein bisschen umher, so symbolisch für neue Arbeitsstellen und neue Nachbarn.

- Die Patientin läuft im Raum umher, die Therapeutin folgt ihr dabei auf Schritt und Tritt, da die Verbindung über die Fingerfalle noch vorhanden ist. Dabei sagt ihr die Therapeutin fortwährend die Sätze und variiert diese auch.

Pat.: Also ok, das ist echt frustrierend. Wenn ich jetzt alleine zu Hause wäre, würde ich mir Leberwurstbrote schmieren.

Th.: Ok, lassen Sie uns jetzt mal so tun, als wären Sie zu Hause und würden sich die Leberwurstbrote schmieren.

Pat.: Das verstehe ich nicht.

Th.: Lassen Sie uns dort in die Ecke gehen und dort stehen Sie dann und stellen sich vor, dass Sie sich die Leberwurstbrote schmieren.

- Beide gehen in die Ecke. Dort sagt ihr die Therapeutin wieder die bekannten Sätze und fügt noch auf die Situation bezogene Sätze hinzu. So fallen Aussagen wie: Du bist schon fett, so bleibst Du alleine. Du bist eine Versagerin, eine verfressene undisziplinierte, schwache Versagerin. Friss nur, dann wirst du immer fetter, dann nimmt dich erst recht keiner mehr ernst. Die Patientin fängt an zu weinen.

Pat.: Genauso ist das dann. Ich weiß überhaupt nicht, wie ich da rauskomme.

Th.: Wie sieht es denn aus, wollen Sie mich mal loswerden?

Pat.: Ja, unbedingt. Das tut so weh.

Th.: Also ich bin wie Fußpilz an Ihrem Fuß. Wer muss den Fußpilz eincremen mit dieser Salbe?

Pat. (schniefend): Na ich.

Th.: Was bedeutet das auf ihr „Ja-Sagen" bezogen?

Pat.: Na, ich muss „Nein" sagen.

Th.: Angenommen, die Salbe stinkt und brennt am Fuß, was machen Sie dann?

Pat.: Ich habe verstanden, ich muss sie dann trotzdem benutzen, sonst bekomme ich den Fußpilz nicht los. Dann verfolgen Sie mich immer weiter.

Th.: Ok, wie werden Sie mich los?

Pat.: Ich muss mich wehren.

- Wir besprechen an dieser Stelle einige notwendige Verhaltensweisen.

Th.: Wissen Sie, es gibt doch diese Formulierung... die Angst schnürt mir den Hals zu. Vielleicht ist diese Fingerfalle so eng, weil Sie Angst vor den Verhaltensveränderungen haben?

Pat.: Ja klar.

Th.: Was halten Sie davon, wenn wir erstmal gucken, dass wir etwas zur Angst-regulierung erarbeiten?

Pat.: Ja, dann würde ich mich auch trauen, Sie wegzuschicken.

Th.: Also ok, wir beide sind so eng miteinander verbunden, weil Sie Angst haben, sich anders zu verhalten.

Pat.: Ja, wenn ich weniger Angst hätte, dann würde ich mich wehren.

- An dieser Stelle ist die Stunde um. Die Patientin war für mich gefühlt weg von der Einstellung, dass sich die Anderen ändern müssten, sondern hatte einen emotionalen Zugang zu der Notwendigkeit, sich selbst zu verändern, um mit ungünstigen Rahmenbedingungen gut zurechtzukommen. Es bleibt abzuwarten, ob diese Einschätzung richtig war oder sich die Therapeutin getäuscht hat. Aktuell schien der emotionale Zugang zur notwendigen Eigenverantwortung geöffnet. Es werden Strategien benötigt, um die Angst mindern zu können.

4.8.5 Fazit

Wie im obigen Fallbeispiel wieder beschrieben, bei Impact-Techniken gilt der Grundsatz für den Therapeuten: Nicht viel erklären – machen. Erklärungen verwirren oft nur noch mehr. Die Autorin beginnt oft Übungen, obwohl auch für sie nicht klar ist, wie viele Gegenstände benötigt werden. Es kann jederzeit ein Gegenstand hinzugenommen oder weggeräumt werden. Die Einstellung „Lieber perfekt warten als unperfekt starten" ist bei der Arbeit mit Impact-Techniken hinderlich. Die Autorin kennt aus eigener Erfahrung, dass sie oft unperfekt startet, was oft etwas Unperfektes und trotzdem sehr Eindrucksvolles hervorbringt. Gerade das ist so realitätsnah. Patienten finden sich darin wieder. Die Autorin empfiehlt einen wohlwollenden Umgang mit sich selbst. Wenn nach der Stunde eine richtig tolle kreative Idee zu diesem eben bearbeiteten Thema den Geist erreicht, dann kann das in der Folgestunde oder mit anderen Patienten ausprobiert werden.

Während der Durchführung einer Impact-Technik ist ein Eingehen auf Bemerkungen von Patienten, die ganz offensichtlich falsch sind, eher hinderlich. Die Gefahr ist groß, sich dann im verbalen Wirrwarr zu verstricken. Aussagen wie: Die Anderen sind doch das Problem oder die Arbeitskollegen würden nur auf sie warten, um die Arbeit auf sie abzuwälzen, sind sicherlich objektiv falsch. Subjektiv sind sie bittere Wahrheit, und Patienten verteidigen ihre subjektiven Wahrheiten verbal recht vehement und beständig, sodass eine verbale Verstrickung droht. Die Autorin empfiehlt daher, recht zügig in eine Impact-Technik einzusteigen, da durch die Darstellung mit Gegenständen oder durch Bewegung die Schieflage von subjektiven Wahrheiten schnell aufgezeigt werden kann.

Es bedarf genügend Zeit bei der Positionierung der Gegenstände. Empfehlenswert ist eine emotionale Reaktion des Patienten auf eine bestimmte Position eines Gegenstandes, so wie oben beschrieben. Manchmal sind sich Patienten sicher, wohin ein Gegenstand gehört, empfehlenswert ist trotzdem eine Überprüfung durch Anbieten anderer Positionen. Es geht bereits bei dem Aufbau einer Darstellung um gefühltes Wissen.

Wenn Therapeuten mit „inneren Kritikern" arbeiten, dann sind die negativen Mächte dieser inneren fiesen Stimmen sehr gut bekannt. Patienten werten sich in einem Maß ab, welches die Vorstellung der Behandler übersteigt. Die Autorin empfiehlt, abwertende Sätze auszusprechen, um so genau identifizieren zu können, auf welche Sätze Patienten wirklich reagieren, um dann in der Folgearbeit die hilfreichen Alternativen zu erarbeiten. Selbstabwertungen laut auszusprechen ist für Patienten oft so schambesetzt, dass sie die Aussagen abschwächen, um sich vor dem Therapeuten nicht die vollkommene Blöße zu geben. Dann werden alternative Sätze erarbeitet, die nur auf abgeschwächte Selbstabwertungen zugeschnitten sind. Die Autorin empfiehlt hier wirklich das Aussprechen von richtig fiesen Sätzen, damit die alternativen schützenden Sätze richtig zugeschnitten werden können.

Im obigen Fallbeispiel ist beschrieben, dass die ursprüngliche Idee jederzeit erweitert werden kann. So können Patientenaussagen mit eingebaut werden, um für die Patientin spürbar machen zu können, wie sich das Verhalten auswirkt. In diesem Fallbeispiel wurde das „Leberwurstbrote schmieren" mit eingebaut. So konnte für die Patientin spürbar gemacht werden, dass die Essanfälle zustande kommen, weil sie die Gegenstände/Problembereiche durch gleichbleibende Verhaltensweisen aufrechterhält. Theoretisch ist dies der Patientin klar. Hier wurde durch die Verbindung zwischen Therapeutin und Patientin mit der Fingerfalle spürbar, wie treu das Fehlverhalten bleibt. Mit etwas Unsichtbarem verbunden zu sein ist weniger spürbar, als mit dem sichtbaren Problemverhalten, welches hier durch die Therapeutin vertreten wurde. Es war für diesen Fallbericht im Grunde genommen sekundär, wo die Problembereiche in Bezug auf die Patientin stehen. Wichtig war, aufzuzeigen, dass beibehaltenes Problemverhalten an neuen Orten, in neuen Situation zu gleichen Problemen führen kann. Die im Fallbeispiel verwendete Fingerfalle kann preiswert im Internet bestellt werden. Zur Verankerung bestimmter Übungen verschenkt die Autorin nach solchen Übungen gerne ein Exemplar. In der Arbeit mit der Fingerfalle wollen Patienten meistens von ihrem Problem weglaufen. Manche bleiben auch stehen, ziehen aber ziemlich massiv an der Fingerfalle, um sie loszuwerden. Wenn Therapeuten dem Patienten dann erklären, dass die Fingerfalle sich wieder lockert, wenn man behutsam mit den Fingern aufeinander zugeht, dann kann sehr bildhaft aufgezeigt werden, was eine Problemanalyse mit anschließender eigenverantwortlicher konstruktiver Veränderung bringt. Eine andere Variante ist es, Patienten zu bitten, von beiden Seiten der Fingerfalle einen eigenen Finger zu stecken, dann leicht an der Fingerfalle zu ziehen. Beide Finger stecken dadurch fest in der Fingerfalle. Dies ist eine Variante, um Patienten aufzuzeigen, wie hilfreich und auch notwendig es sein kann, Hilfe von außen anzunehmen, Hilfe zu erbitten oder einzufordern. Erst wenn das Problem richtig verstanden wurde, können die richtigen Lösungsansätze entwickelt werden. Das gilt für Patienten wie für Therapeuten.

4.9 Fehlende Akzeptanz der veränderten Belastungsgrenzen bei einer chronischen Schmerzsymptomatik durch eine Autoimmunerkrankung

Am einfachsten lassen sich die Fallberichte schreiben, wenn sie sich auf eine ganz frische Behandlungsstunde beziehen. Dieser Fallbericht handelt von einer jungen Patientin, die nicht mehr in Behandlung bei der Autorin ist. Ihre Behandlung war aber sehr eindrücklich.

Vielleicht ist dies dem Umstand geschuldet, dass die Autorin mit jedem weiteren Lebensjahr und jedem gehörten und erlebten Schicksal mehr Dankbarkeit für die eigene Gesundheit empfindet. In diesem Fallbericht geht es um eine junge Patientin, Mutter eines kleinen Jungen, die an SLE (systemischer Lupus erythematodes), einer Autoimmunerkrankung litt, bei der die inneren Organe angegriffen werden. Eine sehr schmerzvolle Erkrankung, die mit einem permanenten körperlichen Erschöpfungsgefühl einhergeht. Oft hängen Menschen noch an alten Bildern fest. Ganz schlanke junge Menschen fühlen sich 20 Jahre später immer noch schlank, obwohl sie inzwischen deutlich übergewichtig sind. Umgekehrt ist es auch möglich, dass sich ganz dicke Menschen nach dem Abnehmen lange nicht daran gewöhnen können, dass sie inzwischen normalgewichtig sind. Bei den sichtbaren Merkmalen eines Menschen kann man immer noch objektiv vergleichen. Schwieriger ist es bei den nicht sichtbaren Merkmalen, wie dem Belastungs- oder Leistungsniveau, welches durch Erschöpfung mehr eingeschränkt ist als früher. Man kann einen größeren Aufwand betreiben, um die Leistungen von früher zu erreichen, zahlt dafür aber einen hohen Preis. Die Akzeptanz nicht sichtbarer Veränderungen ist aus Sicht der Autorin schwieriger als die Akzeptanz von sichtbaren Dingen. Die Hoffnung, dass noch eine Strategie gefunden wird, mit der ein ehemaliger gefühlter Zustand wieder erreicht wird, erschwert die Akzeptanz dieser Veränderungen. Um diesen Umstand geht es in diesem Fallbericht.

4.9.1 Patientenvorstellung

Die Patientin ist Mitte 20, leidet an der Autoimmunerkrankung SLE und kam wegen depressiver Beschwerden in die Praxis. Sie lebte mit dem Kindesvater des 2-jährigen Sohnes in einer eher angespannten Beziehung, da chronische finanzielle Knappheit das Paar belastete und beide schlecht mit der Erkrankung zurechtkamen. Er schuftete in 2 Jobs, damit die Familie finanziell über die Runden kam, sie konnte nur noch stundenweise arbeiten und hatte ein permanent schlechtes Gewissen dem Partner gegenüber. Zudem belasteten sie ihre Einschränkungen im

Umgang mit dem Sohn. Sie konnte ihn nicht mehr hochheben, nicht rennen und war oft zu erschöpft, um sich ihm so zu widmen, wie sie es gerne getan hätte, sodass auch hier ein permanent schlechtes Gewissen ihre Stimmung drückte. Sie versuchte, in Momenten der subjektiv empfundenen körperlich guten Verfassung die gesamte Wohnung auf einmal zu putzen, einen Wocheneinkauf zu machen, auf Vorrat zu kochen, um in schlechten Phasen weniger zur Last zu fallen. Dieser Fallbericht beschreibt eine Stunde aus der Anfangsphase der Therapie, in der es um die Akzeptanz der veränderten Belastungsfähigkeit ging. Fehlende Akzeptanz ordnete die Autorin hier mit in den Problemanalysebereich ein, der bearbeitet werden muss, um ein adäquates Ziel zu formulieren.

4.9.2   Stundenanliegen

Die Patientin wollte Strategien erfahren, wie sie trotz ihrer Erkrankung wieder so leistungsfähig wie früher sein könne.

4.9.3   Entwicklung der Impact-Technik für diese Stunde

Ältere gebrechliche Menschen rufen bei Mitmenschen automatisch einen rücksichtsvolleren Umgang mit ihnen hervor, weil das Zerbrechliche sichtbar ist. Wer einen verstauchten Fußknöchel hat, tritt vorsichtiger auf, weil er die geschwollene Stelle sieht und die exakte Schmerzstelle spürt. Autoimmunerkrankungen sind unsichtbar und führen bei vielen Patienten zu einem Rechtfertigungsverhalten der Umwelt gegenüber. Sie verhalten sich in guten Phasen so, als wäre der verstauchte Fußknöchel wieder völlig geheilt und damit belastbar. In Wirklichkeit ist jedoch der Fußknöchel permanent verstaucht (im übertragenen Sinn auf die Autoimmunerkrankung), auch wenn die Schmerzen von der Intensität her schwankend sind. Es ist daher wichtig, diesen Knöchel permanent zu schonen und nie wieder so wie vor der Verstauchung zu belasten.

Wie kann man mit einer Impact-Technik eine unsichtbare dauerhafte Einschränkung durch eine Autoimmunerkrankung sichtbar und spürbar machen? Die Idee der Autorin war es, der Patientin ihre nicht sichtbare Erkrankung durch eine unbequeme Körperhaltung sichtbar und spürbar zu machen, damit sie rücksichtsvoller mit sich umgeht. Diese unbequeme Körperhaltung sollte die nicht sichtbare Erkrankung mit dem schwankenden Schmerzlevel sichtbar und als permanent vorhanden spürbar machen. Theoretisch weiß die Patientin, dass sie ihr altes Leistungsniveau nicht wieder erlangen wird und sich dauerhaft sehr gewissenhaft an ihre Grenzen halten soll. Auf der emotionalen Ebene werden Widerstände gegen dieses rationale Wissen aktiviert, sobald es ihr besser geht. Es geht immer wieder darum, rationales und gefühltes Wissen in Einklang zu bringen.

4.9.4 Stundenverlauf

Th.: Also, Sie möchten Strategien von mir erfahren, mit denen Sie wieder so belastbar wie vor der Erkrankung werden können?

Pat.: Naja, das muss doch möglich sein. Es gibt ja Tage, an denen ich mich ganz gut fühle und dann schaffe ich ja fast so viel wie früher.

Th.: Die Autoimmunerkrankung ist eindeutig diagnostiziert, also bestätigt?

Pat.: Ja.

Th.: Ich möchte Ihnen etwas zeigen, so wie ich es verstanden habe. Bitte stellen Sie sich mal hier hin. Früher haben Sie Ihren Haushalt geschafft, sind zum Sport gegangen, haben Freunde getroffen und waren 40 Stunden arbeiten. Richtig?

Pat.: Genau.

Th.: Ich gebe Ihnen jetzt für alles, was ich aufgezählt habe einen Gegenstand, den Sie bitte halten. Für 40 Stunden Arbeit gebe ich Ihnen hier den dicken Ordner. Sport haben Sie mehrmals die Woche gemacht, dafür gebe ich Ihnen diese kleinen verschiedenen Häschen, für den Haushalt... da gebe ich Ihnen diese Vase und für die Freunde etwas Schönes... diese andere Vase hier. Das alles halten Sie bitte.

Pat.: Das ist aber unhandlich.

Th.: Das habe ich extra so rausgesucht. Vor knapp 3 Jahren sind Sie schwanger geworden. Hat sich dadurch etwas geändert?

Pat.: Mir war oft übel und ich konnte nicht mehr zum Sport.

Th.: Ok, stellen Sie sich bitte auf ein Bein. Das symbolisiert die Schwangerschaft.

Pat.: Das wird jetzt aber echt schwierig.

Th.: Hm, wir machen es im Zeitraffer, ok... dann dauert es nicht so lange. Sie haben dann Ihren Sohn geboren, hat sich dadurch noch etwas geändert?

Pat.: Also, ich war fertig. So ein Neugeborenes ist ja auch anstrengend, und ich war ja gefühlt gleich nach Geburt bei 1000 Arztterminen, bis dann irgendwann die Diagnose gestellt wurde.

Th.: Oh, Sie haben sich wieder auf beide Beine gestellt.

Pat.: Das ist zu anstrengend, und ich muss ja echt aufpassen, dass ich Balance halte und alles halten kann.

Th.: Das glaube ich Ihnen. Aber gut, die Schwangerschaft ist ja vorbei. Sie dürfen wieder auf beiden Beinen stehen, gehen Sie aber bitte etwas in die Hocke. Diese Haltung symbolisiert die diagnostizierte Autoimmunerkrankung. Diese bleibt, das heißt, Sie müssen jetzt in der Hocke bleiben.

- Die Patientin fängt an zu weinen.

Pat.: Ich habe es verstanden. Die Krankheit bleibt und das was ich früher geschafft habe, dass kostet mich jetzt entweder mehr Kraft oder ich muss sogar hier was von den Gegenständen wegtun, um es zu schaffen.

Diese Übung hat vielleicht insgesamt 10 min gedauert. Danach haben sich Patientin und Therapeutin gesetzt und den Rest der Stunde weinte und schimpfte die Patientin, gefühlt mit jeder Träne ein bisschen näher an der Krankheits-akzeptanz.

Die Autorin begleitete die junge Frau in einer Kurzzeittherapie mit 24 h und hat öfter den Hut vor ihr gezogen. Im Verlauf der Therapie hat sich der Partner von ihr getrennt. In der Therapie konnte mit ihr erarbeitet werden, dass sie ein Hilfs-system zulässt, mit dem sie ihren Alltag ganz gut gemeistert hat. Immer mal, wenn sie sich wieder zu viel zugemutet oder abgefordert hat, brauchte die Therapeutin nur die Hocke zu erwähnen. Der Patientin gelang es, mit dem Bild vom „Leben in der Hocke" besser auf ihre Grenzen zu achten, schneller für einen Ausgleich zu sorgen, wenn sie doch mal wieder ihre Grenzen überschritten hatte.

4.9.5   Fazit

Es kann viel über dauerhafte Einschränkungen gesprochen werden. Dabei wird jedoch oft nicht eine ausreichend emotionale Beteiligung erreicht. Der Autorin ist durchaus bewusst, dass Patienten mit solchen Themen im Gespräch recht emotional reagieren. Und doch kann sie versichern, dass durch solche eindrück-lichen Übungen beim Patienten nochmal eine andere emotionale Ebene erreicht wird. Aufgeregt und ängstlich über eine bevorstehende Prüfung zu reden ist anders als in der Prüfung die Angst zu spüren. Angstbesetzt über eine bevorstehende Geburt zu reden ist anders als die Geburt zu erleben. Der erste Kuss, Hochzeit, Hausbau, der erste Arbeitstag, die Beispiele ließen sich beliebig fortsetzen. In all diesen Gesprächen kann emotional sehr bewegt geweint, geschimpft oder geflucht werden. Erst das Erleben wandelt rationales/theoretisches Wissen in gefühltes Wissen um. Dadurch werden Stunden mit Impact-Techniken leicht und nachhaltig im Gedächtnis abgespeichert. Therapeuten können dahingehend davon profitieren, dass sich jedes Mal eine Technik mehr im Hirn einbrennt und somit immer mehr Übungsvarianten zur Verfügung stehen, die für die Patienten angewandt werden können. Dadurch wird die Kreativität gefördert, da immer mehr Ausgangsmaterial zum Variieren vorhanden ist und damit lässt sich immer leichter in die verschiedensten Themen einsteigen.

Das Stundenanliegen der Patientin war menschlich gesehen nur allzu gut nachvollziehbar und trotzdem kein gutes. Wie schon hin und wieder beschrieben, ist ein schneller Einstieg ohne viel Erklärung wirkungsvoll. Beim Spüren werden Dinge klar, die am liebsten verdrängt werden. Die Hocke war so ein einfaches gestalterisches Element und hat doch so viel erklärt. Und es gab auch keine Versuche mehr, die Hocke wegzureden. Es war der Beginn einer Trauerarbeit. Ein Abschied vom alten Ich, der bis zu dieser Stunde noch nicht erfolgt war.

Nach und nach musste sich die Patientin ein neues Ich erarbeiten. In der Übung hielt die Patientin stellvertretend Gegenstände für Unternehmungen, die noch machbar waren. Mit zunehmender Verschlechterung mussten Gegenstände ausgetauscht werden. Bei der Durchführung einer solchen Impact-Technik empfiehlt die Autorin, darauf zu achten, dass die Patienten immer Gegenstände in den Händen halten. Wenn sie sich von einer Sache verabschieden müssen, z. B. von Unternehmungen mit Freunden, die mit langem Sitzen oder langem Stehen verbunden waren, ist es hilfreich, dass sie einen alternativen Gegenstand in die Hand bekommen, damit sie immer einen „Halt haben". Der neue Gegenstand steht dann für eine alternative Sache, z. B. skypen, wenn es in körperlich schlechten Phasen nicht möglich ist, sich mit Freunden zu treffen. Mit leeren Händen dazustehen, fühlt sich für niemanden gut an. Es ist hilfreich, für diese bildhaften Formulierungen eine Darstellung mit Gegenständen zu wählen, um das gesprochene Wort sichtbar zu bekommen.

4.10 Problemanalyse bei beklagter mangelnder Fähigkeit zur Intimität

Bevor Strategien zur Zielerreichung erarbeitet werden können, muss das Problem definiert sein. Manchmal ist auch das Problem klar, aber das Ziel verschwommen. In diesem Fallbericht geht es wieder um einen Fall, in dem die Beschwerden und das Ziel klar benannt werden können, das Problem aber unklar ist.

Die Autorin arbeitet gerne mit einem 4-stufigen Kompetenzentwicklungsmodell (Oerter und Montada, 2002). Auf der ersten Stufe der „unbewussten Inkompetenz" können Patienten meistens nur beschreiben, welche Beschwerden sie haben. Sie wissen aber nicht, was die auslösenden Faktoren sind. Es ist dann Aufgabe der Therapeuten, durch Psychoedukation, durch Problem- und Zielanalysen diese „unbewusste Inkompetenz" auf die nächste Stufe des Modells zu heben. Diese 2. Stufe wird „bewusste Inkompetenz" genannt. Die Patienten wissen nun, was sie tun könnten, um die Beschwerden zu lindern. Oft gelingt dies noch nicht. Patientenaussagen wie „Ich wusste genau, dass ich da hätte sagen/tun müssen, ich habe mich aber mich wieder nicht getraut" sind der Beweis dafür, dass man sich seiner Inkompetenz bewusst ist. Es ist ein Nachjustieren an der erarbeiteten Strategie notwendigen oder ein Ermutigen, je nachdem. Wenn das fruchtet, dann erreicht der Patient die nächste Stufe. Die 3. Stufe wird „bewusste

Kompetenz" genannt. Auf dieser Stufe wenden die Patienten diese Strategien an, sie atmen ganz bewusst 3-mal durch oder zählen ganz bewusst von 10 bis 0, bevor sie „Ja" oder „Nein" sagen, statt sofort „Ja" oder sofort „Nein" zu sagen. Das ist sehr anstrengend und gelingt vielleicht nur jedes 4. oder 3. Mal. Es ist mit Enttäuschungen verbunden, wenn die richtigen und guten Strategien nicht durchgängig angewendet werden können, sondern alte Ängste wieder zu alten Verhaltensmustern führen. Mit ausreichend vielen Wiederholungen kann die höchste Stufe erreicht werden. Die 4. Stufe ist dann die „unbewusste Kompetenz". Wenn man die erreicht hat, dann wurde neues Wissen so integriert und durch viele Wiederholungen gefestigt, dass sich das neue Verhalten automatisiert hat. Von nun an ist es nicht mehr notwendig, ganz bewusst an die Strategien zu denken, da sie nun automatisch angewendet werden. Jeder Therapeut kennt Patienten, die aufgrund einer massiven Störung die 4. Stufe nie erreichen. Mit der Patientin aus diesem Fallbericht startet die Therapeutin auf Stufe 1 des Modells.

4.10.1 Patientenvorstellung

In diesem Fallbericht geht es um eine Anfang 30-jährige Patientin, die sich wegen depressiver Beschwerden zur Behandlung gemeldet hat. Erste sexuelle Erfahrung habe sie mit 18 gemacht, seit sie 20 ist, habe sie mehrere kurze Beziehungen gehabt. Es sei ab irgendeinem Punkt dann nicht mehr möglich gewesen, intim mit dem Partner zu sein, was dann jedes Mal zum Ende der Beziehungen führte. Sie sei inzwischen seit 3 Jahren mit ihrem Partner zusammen, seit ca. 2 Jahren haben auch sie keinen Sex mehr miteinander. Er sei geblieben, versuche aber doch hin und wieder noch, mit ihr intim zu werden. Sie könne von sich aus einfach sich nicht mehr darauf einlassen, habe nun Angst, dass auch er sie verlasse.

Die Patientin ist seit dem 6. Lebensjahr mit ihrer Mutter alleine aufgewachsen, nachdem diese sich nach einer Affäre des Vaters vom ihm getrennt hatte. Die Mutter habe dem Vater den Kontakt zur Tochter untersagt und der Patientin gegenüber all die Jahre kein gutes Haar an ihm gelassen. Die Mutter sei seit der Trennung Single geblieben. Es wird eine Beziehung zwischen der Patientin und ihrer Mutter beschrieben, die sehr nach Parentifizierung klingt. Der Patientin sind verschiedene Botschaften mit auf dem Weg gegeben worden. So habe sie verinnerlicht: Du bist alles, was ich habe. Ich habe mich für dich aufgeopfert, nun will ich, dass Du dich um mich kümmerst. Männer sind unzuverlässig und enttäuschen dich früher oder später.

4.10.2 Stundenanliegen

Es verunsichere sie sehr, dass sie die Intimität nicht zulassen kann. Sie möchte das verstehen und sich auf Intimität einlassen können. Körperliche Missempfindungen beim Sex werden negiert, es würde am Anfang einer Beziehung immer problemlos klappen und mache ihr auch Spaß. Bei Annäherungsversuchen des Partners im weiteren Verlauf der Partnerschaft verkrampfe sie dann aber. Dieser Fallbericht beschreibt eine 3. probatorische Sitzung.

4.10.3 Entwicklung der Impact-Technik für diese Stunde

Durch die Informationen aus den zwei vorangegangenen Stunden drängte sich der Autorin der Eindruck auf, dass die Patientin durch die Botschaften der Mutter so stark mit ihr verstrickt ist, dass diese Verstrickung mit der mangelnden Genussfähigkeit in der partnerschaftlichen Intimität zusammenhängt.

Wie kann eine Verstrickung zwischen Mutter und Tochter aufgedeckt werden? Wie kann dabei die Auswirkung dieser Verstrickung auf die partnerschaftliche Intimität sichtbar gemacht werden? Schlicht und ergreifend ist hier der Ansatz, dass jede Person durch einen Gegenstand vertreten wird, sodass Blickkontakte, Abstände und die Positionierungen zueinander sichtbar werden. In einem zweiten Schritt können die Patientin und die Therapeutin dann die Positionen abwechselnd einnehmen, um das zuvor sichtbar gemachte Beziehungsgeflecht spürbar zu machen. Wenn 2 Personen sich auf eine ungute Art und Weise einander zuwenden, würde dies die Verstrickung sichtbar machen. Es werden für den Start dementsprechend 3 Gegenstände gebraucht, um die Mutter, den Partner und die Patientin darstellen zu können. Einen weiteren Gegenstand für die partnerschaftliche Intimität kann man im Hinterkopf behalten und bei Bedarf in der Darstellung ergänzen. Inwieweit es günstig ist, die Verstrickung wirklich durch einen Strick, der bestimmte Personen miteinander verbindet, darzustellen, wird sich zeigen.

4.10.4 Stundenverlauf

Th.: Ok, dann lassen Sie uns die bisher gesammelten Informationen mal irgendwie anders angucken, als darüber zu reden. Ich habe das Gefühl, dass ihr Problem, sich auf die Intimität bei einer anhaltenden Partnerschaft einzulassen, irgendwie mit Ihrer Mutter verknüpft ist. Ich kann das aber nicht erklären, deswegen machen wir dazu mal was.

Pat.: Ok. Ich habe keine Idee, was Sie meinen.

Th.: Ich habe bis jetzt auch nur eine Idee. Unsere Sexualität hat viel damit zu tun, dass wir erwachsen sind und wenn ich mich bei körperlich gleichbleibender Gesundheit nicht mehr auf Intimität einlassen kann, dann könnte es sein, dass wir nicht wirklich erwachsen geworden sind. Am Anfang einer Beziehung machen die Glückshormone so einiges möglich. Wenn die sich aber beruhigt haben, dann zeigen sich bestehende Schwierigkeiten.

Pat.: Das verstehe ich jetzt gar nicht, ich bin doch erwachsen.

Th.: Wissen Sie, soviel kann man gar nicht erklären, wie man sehen könnte. Lassen Sie uns anfangen. Stehen Sie bitte einfach mal auf. Hier in dem Karton sind Gegenstände, suchen Sie sich bitte einen davon aus, der für Sie steht, einen Gegenstand für Ihre Mutter und einen Gegenstand für Ihren Partner. Und dann legen Sie bitte den Gegenstand für sich selbst auf den Boden.

- Die Patientin sucht 3 Gegenstände aus. Eine Blume steht für sie, ein Weihnachtsmann steht für die Mutter und ein Fuchs steht für ihren Partner. Die Blume legt sie auf den Boden.

Th.: Gut, Sie haben sich selbst einen Platz gegeben. Bei der Blume, da nehmen wir mal die Blütenöffnung als Blickrichtung. Liegt die Blume so richtig.

Pat.: Hm, keine Ahnung. Ich lass die jetzt erstmal so liegen.

Th.: Ok, und jetzt stellen Sie bitte den Weihnachtsmann dahin, wo Sie gefühlt Ihre Mutter in Beziehung zu sich selbst empfinden und dann positionieren Sie den Gegenstand für Ihren Partner.

- Die Patientin stellt die Mutter schräg hinter sich, mit Blick auf ihren Rücken. Den Partner stellt sie schräg vor sich, sodass sich ihre Wegbahnen kreuzen. Die Darstellung ist in Abb. 4.5 zu erkennen.

- Es fällt sofort ins Auge, dass das Paar nicht in dieselbe Richtung blickt und die Mutter zu dicht hinter der Patientin steht. Was hier zu dicht oder der gerade richtige Abstand ist, das ist eine intuitive Einschätzung der Therapeutin auch in Abhängigkeit von dem Platz, der noch zur Verfügung gestanden hätte.

Th.: Lassen Sie uns jetzt mal in die Positionen hineingehen. Sie stellen sich bitte dahin, wo die Blume liegt und gucken auch in die Blickrichtung, die sie hier gelegt haben. Ich beginne... hm, ich beginne bei Ihrem Partner.

Th. (als Partner): Mir gefällt meine Stellung nicht.

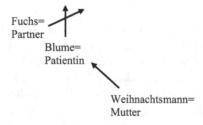

Abb. 4.5 Hier ist zu sehen, wie die Patientin ihren Partner und ihre Mutter in Bezug auf sich selbst empfindet. Der Fuchs steht für den Partner, die Blume für die Patientin, der Weihnachtsmann für die Mutter. Die *Pfeile* zeigen die Blickrichtung an

Pat.: Wieso, wir stehen dicht beieinander und lassen uns auch Freiraum. Du hast deine Hobbys, ich meine.

Th. (als Partner): Ja, aber es ist, als ob ich dahin laufe (zeigt in die Ferne in Richtung seiner Blickrichtung) und du läufst in eine ganz andere Richtung (zeigt in Ihre Blickrichtung). Das ist nicht gut.

Pat.: Hm, jetzt wo du das sagst... das stimmt. Aber ich kann das nicht ändern.

- Die Therapeutin geht aus der Rolle des Partners raus und nimmt die Rolle der Mutter ein. Kaum in dieser Rolle angekommen, verspürte sie den Drang, den Partner der Tochter auf Abstand zu halten.

Th. (als Mutter): Bist du dir sicher, dass Du mit dem zusammenbleiben willst? Du hast mich schon so lange nicht mehr besucht. Weißt du was, ich komme einfach am Wochenende bei dir vorbei, dann können wir mal in Ruhe reden. Du brauchst doch bestimmt Hilfe in der Wohnung, da kann ich dir die Fenster putzen.

Pat.: Das läuft mir eiskalt den Rücken runter, aber so ist es. Sie stellt meinen Partner infrage und bedrängt mich mit Ihren Wünschen und Forderungen.

Th.: Lassen Sie uns die Rollen tauschen, ich bin jetzt Sie und Sie sind Ihre Mutter. Dann können Sie mir genauer zeigen, wie es abläuft.

Pat. (als Mutter): Wie sieht es denn in deinem Garten aus? Du brauchst bestimmt Hilfe! Ich komme am besten am Wochenende vorbei und mach da mal wieder was. Wir haben uns so lange nicht gesehen, du besuchst mich gar nicht mehr, ich bin so allein. Läuft es denn noch bei euch? Kümmert er sich auch um dich oder rennt er immer noch so viel zu seinem Sport? ...

- Die Mutter redet gefühlt ohne zu atmen, ohne Punkt und Komma. Es geht dabei um die Ansprüche und Forderungen gegenüber ihrer Tochter, dass diese sich doch häufiger melden solle und sich um die Mutter mehr kümmern müsse. Dabei fallen immer wieder Sticheleien gegen den Partner.

Th. (als Pat.): Ich fühle mich hier steif, es läuft mir eiskalt den Rücken runter. Und ich merke jetzt auch, dass ich meinen Partner falsch oder komisch gestellt habe. Ich muss mit ihm nach vorne gehen.

- Die Therapeutin nimmt exemplarisch den Fuchs und stellt diesen neben sich/ die Patientin und nimmt dabei dieselbe Blickrichtung ein. Dann geht sie wieder in die Position der Patientin und geht mit dem Fuchs noch einen Schritt nach vorne. Die Darstellung verändert sich, dahingehend, dass das Paar zusammenwächst (Abb. 4.6) und die Distanz zur Mutter größer wird. In Abb. 4.6 ist die Veränderung zu sehen.

Abb. 4.6 In dieser
Darstellung ist die
entstandene Nähe zwischen
dem Paar und die größer
gewordene Distanz zur
Mutter zu sehen. Der Fuchs
steht für den Partner, die
Blume für die Patientin, der
Weihnachtsmann für die
Mutter. Die *Pfeile* zeigen die
Blickrichtung an

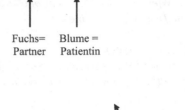

Fuchs=   Blume =
Partner Patientin

Weihnachtsmann=
Mutter

Th. (als Pat.): Diesen Schritt habe ich jetzt nur geschafft, weil ich zum Teil Frau Vader war. Wenn ich nur in der Rolle dringeblieben wäre, dann wäre ich da stehengeblieben und hätte das mit einer zunehmenden Enge in der Brust ausgehalten. Wie geht es Ihnen als Mutter?

Pat. (als Mutter): Das macht mir Angst. Das heißt jetzt, dass du mich gar nicht mehr sehen willst? Weißt Du, was ich alles für dich getan habe? Jahrelang habe ich mein Leben zurückgestellt, als dein Vater uns verlassen hat, da habe ich dich alleine große gezogen usw.

Th. (als Pat.): Und jetzt fühle ich mich so schlecht, so schuldig, dass ich wieder zurückgehen würde.

- Die Therapeutin geht aus der Rolle.

Th.: Nehmen Sie mal bitte die neue Position ein und ich bin nochmal Ihre Mutter.

Pat.: Hier geht es mir besser, deutlich besser. Ich bekomme Luft, das eiskalte Gefühl im Rücken ist weg und ich bin jetzt mit meinem Partner verbunden. Das ist echt gut hier.

Th. (als Mutter): Du kannst mich doch hier nicht so zurücklassen, nach allem was ich für dich getan habe. Ich will nur dein Bestes und du hast nicht mal Zeit für einen Besuch...

- Die Patientin windet sich sichtbar in der Rolle und meldet der Therapeutin zurück, dass es genauso ist und sie dann immer wieder ihren Fokus auf das Wohlergehen der Mutter legt. Im Stehen besprechen Patientin und Therapeutin, dass sie sich durch die mütterlichen Forderungen im Stile einer machtvollen emotionalen Erpressung mehr um ihre Mutter kümmert statt sich wirklich auf die partnerschaftliche/erwachsene Beziehung einlassen zu können. Die

Therapeutin erklärt ihr die unsichtbare Verstrickung mit der Mutter, was für die Patientin spürbar und dadurch sofort nachvollziehbar ist.

Th.: Gut, gehen Sie einfach wieder zurück in Ihre ursprüngliche Position. Ihr Partner bleibt mal hier in der neuen Position stehen. Was machen Sie mit Ihrem Partner, nehmen Sie ihn mit zurück oder bleibt er hier an dem neuen Platz alleine zurück und wartet auf Sie?

- Nun zeigt sich das ganze Ausmaß ihres Dilemmas. Kümmert sie sich um die Mutter, dann geht es der zwar offensichtlich besser und die Patientin ist ihrer Rolle als „brave, gute" Tochter gerecht geworden. Gleichzeitig verzichtet sie dadurch auf eine erfüllte Partnerschaft. Sie nimmt nach einigen Überlegungen den Partner mit zurück und stellt ihn auch auf seine Ausgangsposition. Es entsteht also wieder die Darstellung, wie in Abb. 4.5 zu sehen ist. Die Therapeutin lässt die Patientin zwischen den beiden Darstellungen hin und her wechseln, um verschiedene Aspekte (Abgrenzung, fehlende Wut, Selbstbehauptung, partnerschaftliche Zukunftsperspektive) zu besprechen, während sie diese Aspekte im Stehen fühlen kann. Es ist für die Patientin sichtbar und fühlbar, dass so wirklich keine Intimität zum Partner möglich ist. Mal bleibt der Partner in der neuen guten Position alleine stehen, während die Patientin zurück zur Mutter geht, mal bleibt sie zwischen den beiden auf halber Strecke stehen. Es werden verschiedene Positionen ausprobiert, indem sie in jede einzelne fühlen kann. Es ist, als ob jemand beim Schuhkauf verschiedenste Schuhe anprobiert, kurz Probeläufe tätigt, dann doch nochmal den Schuh vom Anfang anprobiert, zum Vergleich noch einen anderen Schuh dazu ausprobiert usw. Bei den verschiedenen Wechseln wurde erarbeitet, dass ihr von der Mutter immer wieder suggeriert wird, dass es eh schief gehen würde, Männer seien Schweine, die Beziehung zwischen Mutter und Tochter sei wichtiger und sicher. Eine intensive Stunde, Therapeutin wie Patient sind beide hellwach und voller Informationen und Erkenntnisse.

4.10.5 Fazit

Das Anliegen der Patientin an die Stunde konnte befriedigt werden, nun liegt viel Arbeit vor ihr. Durch die Möglichkeit, verschiedene Positionen zu erfühlen, ist sie nun hochmotiviert mit im Therapieboot. Wie bei der Idee zu dieser Impact-Technik erwähnt, hatte die Therapeutin die Möglichkeit im Hinterkopf, einen vierten Gegenstand für die Intimität oder noch einem Strick mit in die Darstellung zu nehmen. Es blieb bei der Ursprungsidee, da sich im Stundenverlauf zeigte, dass mit 3 Gegenständen genug emotionale Informationen gesammelt wurden, die es erstmal zu verarbeiten galt. Therapeuten füttern Patienten mit vielen Informationen. Patienten brauchen dann einfach auch Zeit, um diese zu verdauen. Die Autorin hofft, dass diese Impact-Technik durch die Abbildungen gut nachzuvollziehen ist. Es gab viele Wechsel zwischen verschiedenen Positionen, und das Ausprobieren erster Abgrenzungsstrategien gegen die mütterlichen Forderungen wurden ausgetestet.

Mit der ersten Idee zu starten, bringt gute Impact-Techniken hervor. Und gute Impact-Techniken sind gut genug. Alle kreativen Ideen, die im Anschluss einer solchen Stunde aufploppen, können als Material für die nächste Stunde oder für andere Patienten genutzt werden. Im obigen Fallbericht gibt die Therapeutin in der Rolle der Mutter Sätze von sich, die sie so vorher von der Patientin noch nicht gehört hatte. Da Menschen als soziale Wesen energetisch schwingen, können Therapeuten Dinge spüren, von denen sie rational noch nichts wussten. Patienten geben umgehend eine Rückmeldung, ob Therapeuten mit ihren gespürten Dingen richtig liegen. Der Autorin liegen mystische Ansätze fern. Durch das Einnehmen der Position, die Patienten festgelegt haben, können Therapeuten (oder auch Mitpatienten im Gruppentherapiesetting) jedoch ganz gut und recht schnell spüren, was Patienten an Konflikten, Beziehungsthemen und Problemen in sich tragen. Dabei ist es natürlich hilfreich, vorher schon zu sehen, wie Gegenstände stellvertretend für Personen zueinander gestellt werden. Das Paar schaut nicht in dieselbe Richtung. Es gilt aber: Wo die Füße hinzeigen, da geht es lang. Also läuft das Paar in unterschiedliche Richtungen und nicht in eine gemeinsame Zukunft.

Als Therapeutin ist es bei einer solchen Arbeit günstig und auch notwendig, immer mal aus den eingenommenen Rollen herauszutreten und mit dem Patienten in seiner gerade eingenommenen Position zu kommunizieren. So können Therapeuten etwas therapeutisch Relevantes einfließen lassen (z. B. eine Idee zur Abgrenzung) oder auch noch etwas erfragen. Ist dies erfolgt, können sie in ihre Position zurück und die gestalterische Arbeit geht weiter. Diese Arbeit ist einer Aufstellungsarbeit hin und wieder ähnlich und entspricht den Vorlieben der Autorin. Viele Impact-Techniken werden von ihr mit Elementen aus der Familienaufstellung verknüpft. In dieser Art des Arbeitens ist es für Patienten möglich, verschiedene Varianten auszuprobieren, um herauszufinden, wo sie hingehören, wie sie sich stellen müssen oder welche Körperhaltung sie dabei einnehmen müssten, um sich wohler zu fühlen. Dies sind alles Informationen, die im Gespräch nicht erfasst werden können.

4.11   Problemanalyse bei beklagter verlorengegangener Intimität

Die Griechen haben 3 Formen der Liebe unterschieden. Mit Eros meinten sie die körperliche Anziehungskraft, mit Philia die freundschaftliche und mit Agape die bedingungslose Liebe. Wenn sich zwei Menschen kennenlernen und sich körperlich richtig anziehend finden, dann ist diese Form der Liebe, die erotische, oftmals überwältigend groß. Frisch Verliebte landen häufiger im Bett als im Kino, im Theater oder bei einer Buchlesung. Wenn dieses frisch verliebte Paar es nach und nach schafft, sich auf der freundschaftlichen Ebene kennenzulernen, also auf der Ebene der Philia, dann hat die Beziehung eine gute Chance, von längerer Dauer zu sein. Ansonsten bleibt es entweder eine erotische Bettgeschichte oder es kommt zur Trennung, da die Basis für eine Paarbeziehung nicht vorhanden ist. Der Eros kommt und geht. Sich über viele Jahre ununterbrochen und intensiv sexuell anziehend zu finden, ist doch eher selten. Wenn das Pärchen sich erotisch voneinander angezogen gefühlt hat und sich auf der Ebene der Philia gut versteht, dann gibt es eine gute Chance, auf die Ebene der Agape zu kommen. Mit Agape ist die bedingungslose Liebe gemeint. Man sagt vor dem Herzen „Ja", in guten wie in schlechten Zeiten. Wenn ein Paar alle 3 Ebenen der Liebe ausfüllt, dann hat diese Beziehung eine recht gute Chance. Es gibt natürlich noch arrangierte Ehen, bei denen sich das Paar unter ganz anderen Bedingungen zusammenraufen muss. Nun ist es aber oft so, dass zwei Menschen unter der Macht der erotischen Anziehungskraft zusammenkommen und sich dann nicht trennen, obwohl sie feststellen, dass die anderen beiden Ebenen mit dem ursprünglich körperlich so anziehenden Gegenüber nicht auszufüllen sind. Die Phase der Verliebtheit, also mit dem aktiven Eros, wird mit einer Dauer von etwa 2 Jahren angegeben. Manche Pärchen sind in dieser Zeit zusammengezogen, manche erwarten bereits ihr erstes Kind. Je länger die beiden zusammen sind, je mehr Verbindungen geschaffen wurden, umso schwerer fällt es den meisten Menschen, sich zu trennen. Und dies alles zu erkennen, wenn man in der Beziehung steckt, ist verdammt schwer. Welche Ebene ist befriedigt, welche Ebene ist unbefriedigt, und welche gelernten Muster halten mich in der Beziehung? Ein Berg von Fragen erschwert die Übersicht. Um so einen Fall geht es in diesem Fallbeispiel.

4.11.1 Patientenvorstellung

Die Patientin ist Mitte 30 und lebt mit ihrem Partner seit 6 Jahren zusammen. Seit ca. 3 Jahren könne sie mit ihrem Partner nicht mehr schlafen, obwohl sie ihn körperlich nach wie vor attraktiv fände. Bei mir ist sie wegen Panikattacken vorstellig geworden, die sie seit ca. 1 Jahr habe. Sie sei nach mehreren Notarzteinsätzen mit anschließender Behandlung in der Notaufnahme beim Kardiologen gewesen, der ihr ziemlich deutlich zu verstehen gegeben habe, dass sie gesund sei und sich einen Psychologen suchen solle.

Das Paar ist kinderlos, die Patientin ist das Kind von binationalen Eltern, die mit insgesamt 4 Kindern, eigenen psychischen Problemen und Alkoholproblemen ein recht chaotisches Familienleben gestalteten. Trotzdem habe sich die Patientin geliebt gefühlt. Als Kind habe sie sich jedoch für ihre Familie geschämt.

4.11.2 Stundenanliegen

In der ersten probatorischen Sitzung wurden Notfallstrategien für die Panikattacken besprochen. In dieser Stunde möchte sie den Grund herausfinden, warum sie keinen Sex und auch keine anderen intimen Annäherungsversuche ihres Partners mehr zulassen könne. Dies möchte sie in diesem Einzelgespräch bearbeiten, da sie dies nicht in der Gruppentherapie ansprechen möchte. Die Patienten werden in der telefonischen Anmeldung zum Erstgespräch darüber aufgeklärt, dass die probatorische Phase in Einzelgesprächen stattfindet und sie danach in einer Gruppe weitermachen. Sie können dann zwar immer wieder Einzelstunden zwischen den Gruppentherapiesitzungen buchen, die meisten Stunden finden aber im Gruppensetting statt. Deswegen war es der Patientin zu so einer frühen Therapiephase wichtig, dieses doch schambesetzte Thema im Einzeltherapiesetting anzusprechen. Ihr Leidensdruck war groß und die Autorin hatte die Vermutung, dass ihre Panikattacken mit dem Problem der partnerschaftlichen Intimität zu tun hatten.

4.11.3 Entwicklung der Impact-Technik für diese Stunde

Der Eros, also die körperliche Anziehungskraft, schien vorhanden zu sein. Der Partner ist noch genauso körperlich anziehend und trotzdem reicht es nicht mehr aus, sich auf Intimität mit ihm einzulassen. Die Patientin geht nicht fremd, um sich körperliche Befriedigung zu holen, deswegen vermutet die Therapeutin, dass sie vor dem Herzen zu ihrem Partner steht. Die Ebene der Agape erschien ebenfalls vorhanden zu sein. Somit blieb die Ebene der Philia, auf der es eine Unstimmigkeit zu geben schien. Das sind Überlegungen, die der Therapeutin während der Schilderungen kurz durch den Kopf gehen. Das alles mit der Patientin zu besprechen, würde Stunden dauern und auch nur auf der rationalen Ebene stattfinden. Daher entschließt sich die Therapeutin, die 3 Ebenen der Liebe sichtbar zu machen. Wie können 3 Anteile/Ebenen einer Person sichtbar gemacht werden? Am einfachsten erschien es der Therapeutin spontan, die 3 Ebenen auf dem Boden durch 3 Gegenstände von der Patientin in Beziehung zu sich selbst positionieren zu lassen. Ob es Störungen auf einer Ebene gibt und welcher Art diese gelagert sind, wird sich durch die gestalterische Arbeit zeigen. Benötigt werden also 3 Gegenstände, welche für den Eros, die Philia und die Agape stehen sollen. Auf diese Art und Weise möchte die Therapeutin eine Problemanalyse durchführen.

4.11.4 Stundenverlauf

Th.: Hallo, Sie hatten ja in der letzten Stunde schon gesagt, dass Sie ein Thema mit mir im Einzelsetting besprechen wollen, bevor Sie in die Gruppentherapie einsteigen.

Pat.: Ja, die klare Aussage der Kardiologin war zwar irgendwie ziemlich hart, aber auch entlastend. Ich glaube ihr nach den Untersuchungen, dass ich körperlich gesund bin und hoffe, dass mir die Ablenkungsstrategien aus der letzten Stunde erstmal bei den schlimmsten Panikattacken helfen. Und da bin ich auch auf den Austausch in der Gruppe gespannt. Aber das mit meinem Partner, da... also das will ich nicht in der Gruppe bearbeiten.

Th.: Das verstehe ich. Schildern Sie mir bitte erstmal, was Sie genau meinen.

Pat.:(Kurzfassung) Mein Partner und ich sind seit 6 Jahren zusammen, er ist Ingenieur, seit ungefähr 3 Jahren haben wir keinen Sex mehr, weil ich ihn nicht mehr an mich ranlassen kann. Schon küssen ist schwierig.

Th.: Hatten Sie vorher schon mal Probleme dieser Art in einer anderen Beziehung?

Pat.: Hm, also nein. Ich hatte aber auch noch nie so eine lange Beziehung.

Th.: Ok, und wie verstehen Sie sich sonst?

Pat.: Das funktioniert ganz gut. Wir streiten nicht miteinander, wir können uns ganz gut unterhalten.

Th.: Wissen Sie, wenn ich Sie so vor mir sehe, dann verbinde ich mit Ihnen Impulsivität, Emotionalität, Lebensfreude, Temperament. Und wenn ich Sie so über Ihre Beziehung reden höre, da werden Sie so... so rational? Also ich spüre da eine Diskrepanz.

Pat.: Da haben Sie schon recht. Mein Freund ist wirklich Ingenieur, also ich meine auch so vom Temperament her. Und ich, also bei dem was in meiner Familie los war... also ich bin einfach temperamentvoller.

Th.: Als Sie sich kennen gelernt haben, was haben Sie an ihm so attraktiv gefunden?

Pat.: Er war so strukturiert, ein Fels in der Brandung, so rational, so überlegt. Das hat mir gefallen und das finde ich auch immer noch gut.

Th.: Wir haben unterschiedliche Ebenen in uns. Was der Kopf gut findet, muss dem Herz noch lange nicht gefallen.

Pat. lachend: Da sagen Sie was. Also ich bin ja so „Hans Dampf in allen Gassen", ich bin gerne unterwegs, bin gerne auf Festivals, Festen und so was... da ist er immer zurückhaltend, hat immer Bedenken. Das ist zäh und ich habe mich da auch angepasst. Oft gehen wir dann nicht zu so einer Veranstaltung.

Th.: Das ist sehr schade. Kennen Sie den Spruch, dass der Sex oft im Wohnzimmer beginnt?

Pat.: Äh, nein. Keine Ahnung, was Sie damit meinen.

Th.: Wenn im Wohnzimmer keine gute Stimmung ist, dann gibt es keinen Sex. Mal ganz grob zusammengefasst. (Die Patientin nickt dazu.) Aber lassen Sie uns mal aufstehen. Bevor wir die ganze Stunde reden, ich möchte mir mit Ihnen etwas ansehen. Hier gibt es diesen Karton mit verschiedenen Gegenständen darin. Wählen Sie sich bitte 3 Gegenstände aus. Einen Gegenstand wählen Sie bitte für Ihren Bauch, also für ihr Gefühl aus, was Sie Ihrem Partner gegenüber empfinden. Einen Gegenstand wählen Sie für Ihren Kopf aus, also was Sie über ihn denken und ein Gegenstand steht für Ihr Herz. Mit dem Herz ist gemeint, wie Sie zu ihm stehen.

Pat.: Ok, aber ich denke und fühle doch so viel. Trotzdem nur einen Gegenstand dafür?

Th.: Ja. Es geht hier nicht darum, dass Sie detaillierte Gedanken oder Gefühle darstellen. Vielleicht, also probieren Sie mal aus, einen Gegenstand für Ihren Kopf, einen für ihr Herz und einen für Ihren Bauch. Das sind 3 psychologische Instanzen oder Ebenen, die in verschiedenen psychologischen Modellen immer wieder auftauchen.

- Die Patientin nickt und sucht sich 3 Gegenstände aus. Sie wählt eine Blüte für das Herz, eine Klammer für den Kopf und ein Seil für den Bauch. Aus einem eigenen Gefühl heraus möchte sich die Therapeutin erstmal nur die 3 Ebenen in Beziehung zueinander zeigen lassen, ohne eine 4. Position für die Patientin.

Th.: Stellen Sie sich nun mal vor, diese 3 Gegenstände zusammen sind Sie. Wie würden diese 3 Gegenstände zueinander liegen? Zeigen Sie mir das bitte mal auf dem Boden.

- Die Patientin legt spontan das Seil auf den Boden. Überlegt geraume Zeit, legt die Blüte dann daneben und die Klammer mit ein bisschen Abstand zu den beiden Gegenständen auf den Boden (Abb. 4.7).

Th.: Ok, was steht für was und wie ist die Blickrichtung der Gegenstände?

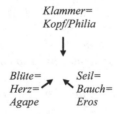

Abb. 4.7 Dargestellt sind hier die 3 Ebenen der Patientin zueinander. Die Klammer steht für den Kopf (Philia), die Blüte für das Herz (Agape) und das Seil steht für den Bauch (Eros). Die *Pfeile* geben die Blickrichtung der Gegenstände zueinander an

- Um sich die Darstellung besser vorstellen zu können, ist in Abb. 4.7 die Positionierung der Gegenstände zueinander zu sehen.

Pat.: Zuerst habe ich das Seil hingelegt, das war irgendwie so... na so bin ich, impulsiv. Dann habe ich überlegt, dass ich SO WAR. (dabei fängt sie an zu weinen und erzählt schniefend weiter). Je länger ich mit meinem Partner zusammen bin, umso mehr versuch ich, mich an ihn anzupassen, also so kopfgesteuert zu sein wie er.

- Patientin und Therapeutin gehen abwechselnd in die Positionen der Gegenstände. Dabei erarbeiten beide, dass die Patientin sich ihrem Partner anpasst und versucht, so strukturiert zu sein, wie er. Es kommen Ängste hoch, dass sie so ein Chaos wie in ihrer Herkunftsfamilie provozieren würde, wenn sie ihrem Bauch folgen würde. Gleichzeitig „stirbt" bei dieser Überanpassung der Eros ab, der Bauch wird immer stiller. Das Herz und der Bauch ordnen sich dem Kopf zu stark unter. Die Therapeutin bittet die Patientin, die Anteile so zu legen, wie es sich für sie am besten anfühlen würde. Auch in dieser gestalterischen Arbeit entsteht eine Szene wie aus einem Schuhladen. Dieses Bild wurde im vorangegangenen Fallbericht verwendet und passt auch hier wieder sehr gut. Es werden verschiedene Schuhe, also verschiedene Positionen ausprobiert... mehrmals, bis man sich für ein Paar Schuhe entschieden hat. Am Ende der Stunde stehen die 3 Anteile mehr wie in einer Reihe, es fühlt sich besser, aber noch nicht richtig gut an. Es gilt hier, in der nächsten Stunde einfach weiter mit diesen 3 Ebenen zu arbeiten.

4.11.5 Fazit

Die Autorin arbeitet gerne und viel mit bildhaften Aussagen oder Sprüchen. Zum Beispiel die Aussage „Sex beginnt meistens im Wohnzimmer" ist sehr bildhaft. Es sind nur wenige Erklärungen nötig, um das Bild verständlich werden zu lassen. Und für die meisten Menschen ist es so, dass sie mit einem anderen Menschen intim werden können, wenn sie sonst im Leben gut mit ihm zurechtkommen. Es tut Menschen gut, sich mit ihrem Gegenüber unterhalten und gemeinsam lachen zu können. Das sind gute Voraussetzungen für eine gute Atmosphäre im Wohnzimmer. Natürlich gibt es immer Variationen. Hilfreich findet die Autorin auch die bildhafte Aussage „Wie der Sex, so die Beziehung". Über Sex wird viel gelogen oder geschwiegen. Mit dieser Aussage ist gemeint, wenn einer von beiden Spaß im Bett hat und der andere nur dabei ist, dann ist das meistens ein Abbild der gesamten Beziehung. Mit solchen Aussagen kann gut in ein Gespräch über intime Themen eingestiegen werden, da sehr schnell deutlich wird, dass es nicht um Stellungen oder sexuelle Praktiken im Detail geht, sondern das Beziehungsthema beleuchtet wird. Das ist für Patienten bisher immer ein guter Türöffner zu doch meistens schambesetzten Themen gewesen.

Gabriela von Witzleben (2021) beschreibt in ihrem Buch das triadische System von Kopf, Herz und Bauch. Dabei wird dem Bauch das Grundbedürfnis Autonomie zugeschrieben, dem Kopf das Grundbedürfnis nach Sicherheit, Kontrolle und Überblick. Das Herz wird mit dem Grundbedürfnis von Verbundenheit zu anderen und zu sich selbst beschrieben. Bei der Patientin aus diesem Beispiel war das Grundbedürfnis nach Sicherheit, Kontrolle und Überblick in ihrer Herkunftsfamilie am meisten unbefriedigt. Die inneren Kinder eines jeden Menschen streben ein Leben lang nach der Befriedigung der Grundbedürfnisse, die in der Kindheit unterversorgt waren, wie Stefanie Stahl (2017) immer wieder herausarbeitet.

Dieses Fallbeispiel ist aus Sicht der Autorin ein Paradebeispiel dafür, um abstrakte Konzepte konkret zu machen, indem psychologische Modelle durch Impact-Techniken fühlbar gemacht werden. Hier ging es anfangs um Eros, Philia und Agape, dann floss noch das Modell des triadischen Systems mit Bauch, Kopf und Herz mit ein. Gleichzeitig können Sichtweisen aus der Schematherapie und Transaktionsanalyse mit einfließen. In diesen beiden Therapierichtungen ist die kindliche Ebene auf der Ebene des Bauches verortet, die elterliche Ebene auf der Ebene des Kopfes und die Ebene des gesunden Erwachsenen auf der Ebene des Herzen. Als Therapeut kann man mithilfe von Impact-Techniken diese abstrakten Modelle für Patienten fühlbar machen, egal auf welches Modell der Therapeut den Schwerpunkt legt. In der Arbeit mit Impact-Techniken dürfen verschiedene Therapieschulen miteinander gemischt werden, weil jeweils nur Elemente daraus verwendet werden. Die Autorin nutzt oft gezeichnete Modelle als Entwurf auf dem Boden. Wenn ein Modell aus 3 Teilbereichen oder 3 Ebenen besteht, werden 3 Gegenstände dafür benötigt. Wenn eine Entscheidung aus 2 Wahlmöglichkeiten besteht, dann werden 2 Gegenstände benötigt.

Die obige Impact-Technik hätte auch mit 4 Gegenständen durchgeführt werden können, da auch die Patientin selbst sich noch durch einen Gegenstand hätte repräsentieren können. Die Autorin empfiehlt an dieser Stelle nochmals, dem Bauchgefühl und der ersten Idee zu folgen. Hätte sich in der Arbeit eine Notwendigkeit gezeigt, einen 4. Gegenstand hinzuzunehmen, so wäre das zu jedem Zeitpunkt möglich gewesen.

In der Arbeit mit Impact-Techniken fühlen Patienten mehr, als sie beschreiben können. In den Rückmelderunden am Ende einer Gruppentherapiesitzung kommen oft Aussagen wie: „Ich kann das gerade alles noch nicht so sortieren, aber es fühlt sich passend/befreiend/richtig an." Diese Rückmeldung wird auch gegeben, wenn mit Gegenständen nur am Boden positioniert gearbeitet wird und die Positionen der Gegenstände verändert werden, ohne die Positionen selbst einzunehmen. Dann ist die Draufsicht so hilfreich und oft erkenntnisreich, dass es nicht in Worte gefasst werden kann. Und die Rückmeldungen geben auch Patienten in Gruppentherapien, die in der aktuellen Runde gar nicht im Mittelpunkt der Übung standen, sondern „nur" in der Beobachterrolle waren. Die Autorin möchte an dieser Stelle ermutigen, recht unklar formulierte Rückmeldungen stehenzulassen, wenn eine positive emotionale Verfassung des

Patienten zu spüren ist. Patienten verarbeiten so viel, dass sie es nur schwer und oft nur partiell in Worte fassen können. Wenn unklare Rückmeldungen unter einer emotional hochbelasteten Verfassung gegeben werden, dann empfiehlt die Autorin, nachzuhaken. Oftmals reicht eine nachträgliche kurze Erklärung oder ein ermutigender Satz, um den Patienten in eine bessere Befindlichkeit zu bringen. Dabei geht es darum, dass Informationen unter einer positiven Stimmung besser und nachhaltiger verarbeitet und abgespeichert werden können. Eine gut verträgliche negative Befindlichkeit regt oftmals zu einer guten Verarbeitung an.

Beim Schreiben über und Beschreiben von Impact-Techniken bemerkt die Autorin selbst, dass sie gefühltes Wissen nicht allumfassend beschreiben kann. Fühlen ist eindrücklicher als jede Beschreibung. Die Autorin ist sich sicher, dass Therapeuten dies beim Ausprobieren dieser Art des Arbeitens selbst merken und vertraut dabei auf die Erfahrungen aus den Patientenbehandlungen und der Zusammenarbeit mit Kollegen in Seminaren, Supervisionen und Selbsterfahrungen.

4.12 Problemanalyse und Psychoedukation bei einem depressiven Patienten

Oft werden Patienten überwiesen, die ausschließlich körperliche Beschwerden beklagen, jedoch keine Befunde haben. Sie wirken auf der verbalen Ebene recht humorig und von der Ausstrahlung her auch eher unbelastet. Andauernde körperliche Beschwerden sind jedoch belastend, sodass nach vielen Arztbesuchen der Vorschlag für eine Psychotherapie angenommen wird. Im folgenden Fallbericht geht es um einen Mann, der sich nicht vorstellen kann, dass die körperlichen Beschwerden einen psychischen Grund haben könnten.

4.12.1 Patientenvorstellung

Ein Mitte 40-jähriger Mann, verheiratet, 2 Kinder im Grundschulalter wurde von seiner Hausärztin zur Aufnahme einer Psychotherapie überwiesen. Er ist als Bauleiter tätig und nach seiner Beschreibung herrsche ein rauer Ton auf den Baustellen.

Seit Jahren ist er immer wieder wegen psychosomatischer Beschwerden krankgeschrieben, welche die Hausärztin nun als Depressionen diagnostiziert habe. Er könne das überhaupt nicht verstehen, sowas habe es in seiner Familie noch nicht gegeben. Auf Arbeit sei er hart im Nehmen, weil dieser Umgangston eben dazugehöre. Sein Motto sei, zum einen Ohr rein, zum anderen Ohr wieder raus. Trotzdem liege er nachts zunehmend öfter wach und ärgere sich über die Kollegen, über das, was da so gesagt wurde. Vieles sei für ihn unter der Gürtellinie, sodass er da gar nicht darauf reagiere.

4.12.2 Stundenanliegen

Im Internet habe er sich über Depressionen belesen und könne sich nur schwer vorstellen, dass seine Schlafstörungen und seine häufigen Magenbeschwerden mit einer Depression zu tun haben könnten. Da es bei seinen Krankschreibungen aber jedes Mal keine körperlichen Ursachen gegeben habe, möchte er von mir eine Aufklärung darüber haben, wie Depression und psychosomatische Beschwerden zusammenpassen. Er sucht nach einer Erklärung für die Entstehung seiner körperlichen Beschwerden. Im Erstgespräch hatte er die Arbeitssituation geschildert. Der beschriebene Fallbericht entstammt der 2. probatorischen Sitzung.

4.12.3 Entwicklung der Impact-Technik für diese Stunde

Da der Patient gleich im Erstgespräch wiederholt vom rauen Umgangston mit Aussagen unter der Gürtellinie berichtete und dadurch mehr belastet wirkt, als ihm bewusst ist, ploppte der Autorin der Gedanke von einem ungenießbaren/vergiftenden Arbeitsklima auf. Sozusagen schilderte er eine Arbeitsatmosphäre, die Gift für die Seele ist. Der Autorin geht das Bild durch den Kopf, in dem ein Koch eine Suppe kocht und immer wieder wirft jemand eine Prise Salz in den Topf. Anfangs kann man gegen den salzigen Geschmack noch mit anderen Gewürzen gegenwirken. Irgendwann ist die Suppe versalzen. Wie kann sichtbar gemacht werden, dass die Arbeitsatmosphäre mit dem rauen Ton und vielen abwertenden und niveaulosen Bemerkungen den Patienten versalzen/die Seele vergiften/die Seele belasten? Schlicht und ergreifend werden die Utensilien wie beim Kochen gebraucht, nur einfacher. Ein Gefäß, welches den Patienten bzw. seine Seele/Psyche darstellt und etwas, was das viele Salz/das Gift darstellt. Die Autorin hat in ihrer Praxis für solche Impact-Techniken Pappbecher, die sie nach Durchführung der Übung gerne zur Verankerung den Patienten schenkt. Das Salz/Gift soll durch Zettel dargestellt werden, auf denen die abwertenden Bemerkungen stehen. Die Darstellung der Vergiftung/Versalzung soll als Psychoedukation für die Entstehung einer Depression mit multiplen psychosomatischen Beschwerden dienen und bei der Zielformulierung helfen, wenn die Problemanalyse verständlich für den Patienten war.

4.12.4 Stundenverlauf

Th.: Hallo, Sie hatten mir in der letzten Stunde geschildert, wie es bei Ihnen auf der Arbeit so zugeht. Es ist jetzt nur so eine Vermutung, aber ich glaube, dass Sie diese Arbeitssituation mehr belastet, als Ihnen bewusst ist. Was meinen Sie?

Pat.: Das ist auf jeden Fall das, was mir nachts öfter durch den Kopf geht. Und ansonsten... hm, meine Ehe finde ich gut, meine Überstunden halten sich in Grenzen, meine Bezahlung stimmt.

Th.: Was wird denn auf Arbeit so gesagt, was Ihnen dann nachts durch den Kopf geht?

Pat.: Da wird kein Blatt vor den Mund genommen. „Du bist doch bescheuert" und „Du kannst mich mal am Arsch lecken"... also entschuldigen Sie, wenn ich das so sage... aber so ist der Ton auf einigen Baustellen. Es gibt auch gute Baustellen.

Th.: Hm, das ist wirklich nicht nur rau, sondern auch abwertend. Wie reagieren Sie denn auf solche Sätze?

Pat.: Ach, hier rein und da wieder raus (zeigt erst auf ein Ohr, dann auf das andere). Was soll ich da sagen. Außerdem, wenn ich da was sage, denken die ich bin eine Mimose.

Th.: Ich möchte mir mit Ihnen etwas ansehen, einfach damit ich ihr Thema besser verstehe. Ich habe hier einen Becher. Stellen Sie sich vor, das ist ein großer Suppentopf und Sie möchten eine Suppe kochen, würden Sie da frische Möhren reintun?

- Der Patient nickt.

Th.: Würden Sie da frische Kräuter und Kartoffeln reintun?

- Der Patient nickt wieder.

Th.: Würden Sie sich da reinrotzen lassen?

Pat.: Natürlich nicht. Das würde ich dann ja nicht mehr essen.

Th.: Ok, Sie passen also auf, was Sie da reingeben und reingeben lassen? Tun Sie das auf Arbeit auch?

Pat.: Wie meinen Sie das?

Th.: Wenn ich Sie richtig verstanden habe, dann dürfen Kollegen zu Ihnen Sätze sagen wie „Leck mich am Arsch" und „Du kannst mich mal, du bist doch bescheuert" und noch einiges mehr wahrscheinlich.

Pat.: Gefallen tut mir das nicht, aber was soll ich machen?

Th.: Das besprechen wir später. Ich will nochmal zur Suppe zurückkommen. Würden Sie Salz benutzen?

Pat.: Ja klar.

Th.: Ok, ich streue jetzt mal Salz rein, dafür reiße ich hier von dem Blatt Papier kleine Schnipsel ab. Für jede Prise, die ich hineinstreue, bekommen Sie einen Schnipsel in den Becher, ok?

- Der Patient nickt und ich beginne, einen Schnipsel nach dem anderen abzureißen und in den Becher zu tun. Ich sage dabei immer, dass dies noch eine Prise Salz sei.

Pat.: Naja, nun reicht es aber, sonst ist die Suppe doch versalzen.

Th.: Ah, bei der Suppe da passen Sie auf?

Pat.: Ok, so langsam verstehe ich, worauf Sie hinauswollen.

Th.: Ich mache mal eine kleine Veränderung. Das Salz kippe ich wieder aus. Die Schnipsel sind nun kein Salz mehr, sondern jeder Schnipsel steht für einen dieser Sätze, die Sie hinunterschlucken... Schmunzelnd füge ich leiser hinzu,... also Sie schlucken versalzene Suppe.

- Nun sagt die Therapeutin immer einen abwertenden Satz und legt dafür einen Schnipsel in den Becher.

Th.: Tja, nun sind Sie voller Abwertungen. Gute Nacht. Wie schlafen Sie wohl damit? Und funktioniert ihr Motto... hier rein, da raus? Fragen über Fragen.

Pat.: Hm, so ist das. Ich habe das in mir, es regt mich auf. Mein Vater, der ist bei jeder Kleinigkeit ausgerastet. Und ich habe mir geschworen, dass ich nie so werde wie er und dass ich mich nie auf so ein Niveau herablasse, wie das manche Kollegen zeigen. Was soll ich da machen?

Th.: Das hier ist ja ein geschützter Rahmen. Ich mache das Ganze nochmal. Den Becher kippe ich aus und wenn ich Ihnen gleich nochmal zu jedem Satz einen Schnipsel in den Becher legen will, dann folgen Sie einfach Ihrem ersten inneren Impuls und sagen mal, was Ihnen auf der Zunge liegt. Ich beginne mit diesem Schnipsel... „Du bist doch bescheuert".

Pat.: Also, das stimmt nicht. Wissen Sie Frau Vader, was soll ich da denn sagen?

Th.: Vielleicht brauchen Sie gar nicht inhaltlich auf diesen Satz eingehen, sondern können sich diesen Ton verbieten. Vielleicht können Sie auch antworten, dass das völlig stimmt und Sie jetzt auch noch so bescheuert sind, und darum bitten, sachlich zu sein und zu bleiben (schmunzelnd).

Pat. lachend: Wenn ich das hinbekommen würde, das würde was sein.

- Bis zum Stundenende arbeiten der Patient und die Therapeutin mit dem Becher und den Schnipseln. An den Bemerkungen des Patienten kann die Therapeutin merken, dass ihm die Zusammenhänge klar werden, er ein Verständnis für die Entwicklung der psychosomatischen Beschwerden entwickelt. Deswegen wird die Technik unverändert weiter genutzt.

4.12.5 Fazit

Statt Pappbecher können Vasen oder Tassen, Teller, Schalen usw. verwendet werden. Der Patient mit seiner Seele kann auch einfach durch ein Blatt Papier dargestellt werden. Die Gefäße können mit den Papierschnipseln befüllt werden, wie in der obigen Übung. Das Blatt Papier kann mit den Papierschnipseln zugeschüttet werden. Patientenaussagen wie „Ich werde zugemüllt" oder „Ich werde zugeschüttet" können so gut sichtbar gemacht werden. Es ist dabei irrelevant, ob jemand mit Sorgen anderer Menschen oder mit Arbeit zugeschüttet oder zugemüllt wird. Die Papierschnipsel können für alles Mögliche stehen. Die Autorin hatte sich für die Zettel entschieden, weil diese bei Bedarf noch beschrieben werden können, sodass man sich nicht alles merken muss. Die Zettel sind auch beliebig austauschbar durch Gegenstände. Der Patienten konnte mit dem Vergleich etwas anfangen und verstand durch die Beispiele mit den Zetteln, dass er versalzt und diese Versalzung im wahren Leben eine Depression ist, die sich körperlich auswirkt. Er hat erkannt, dass seine Einstellung „zum einen Ohr rein und zum anderen Ohr wieder raus" unwirksam ist. Den Zusammenhang zwischen Denken, Handeln und Fühlen (Roth, 2003) konnte er somit in Ansätzen verstehen. Um die Auswirkung der Zettel auf den Körper noch deutlicher spürbar zu machen, könnten statt der Zettel unhandliche und deutlich schwerere Gegenstände dienen, welche diese abwertenden Sätze darstellen. Der Patient kann gebeten werden, jeden Gegenstand anzunehmen, also jeden Satz unkommentiert anzunehmen. Jeder Gegenstand kann dabei symbolisch für eine Aussage stehen, die ihn belastet. Wenn er einige schwerere Gegenstände eine Weile halten müsste, dann würde er definitiv die Belastung spüren. Ihm dann zu erklären, dass er jetzt gerade die Gegenstände ablegen könnte, im wahren Leben jedoch die vergiftenden Aussagen bei sich behält, wäre damit eineindeutig sichtbar und spürbar gemacht worden. In der oben beschriebenen Stunde hat der Patient jedoch mithilfe dieser einfachen Darstellung förmlich dabei zusehen können, wie er selbst versalzt. Er hat verstanden, dass es einen Zusammenhang mit seinem schweigenden Ertragen von Abwertungen und seinem körperlichen Befinden gibt. Er hat sich mit der Suppe identifiziert, die er sich von anderen versalzen lässt und sich selbst versalzt. Für eine Gruppentherapiesitzung würde sich diese Übung ebenfalls gut eignen, weil die beobachtenden Mitpatienten definitiv mitarbeiten. Sich mangelhaft abzugrenzen, zu wenig zu schützen oder zu wehren kennen die meisten Patienten.

Was wurde alles bis zum Stundenende mit den Schnipseln erarbeitet? Welche Variationen wurden genutzt? Die Therapeutin hat die Schnipsel erst schön geordnet einen nach dem anderen reinfallen lassen, um zu zeigen, dass dies eine Geschwindigkeit von Ereignissen ist, auf die Menschen gut reagieren können. Dann hat sie die Geschwindigkeit und schließlich die Anzahl der Papierschnipsel erhöht, die sie mit einmal in den Becher warf. Durch diese Variationen hat die Therapeutin aufzeigen können, dass im Leben Ereignisse oft so schnell und/oder gehäuft in das Leben platzen, dass Menschen gar nicht mehr die Möglichkeit haben, auf jedes Ereignis zu reagieren. Ob jemand nun gar nicht oder zu langsam oder zu selten reagiert, das Ergebnis ist das gleiche… der Becher ist mit Abwertungen und Verletzungen zu voll. Wichtig ist, zu erarbeiten, dass man die Papierschnipsel auch wieder aus einem vollen Becher bekommt, indem nach einer Konfliktsituation nachträglich dafür gesorgt wird, dass der eigene Standpunkt vertreten wird. In der anschließend beschriebenen Folgestunde wurde zum Thema „Standpunkt vertreten" weitergearbeitet. Der Patient konnte sich selbst mithilfe dieser Impact-Technik mit dem Becher und den Papierschnipseln besser einordnen. Er fühlte sich eher bei der Variante, dass er nicht reagiert. Dieses Verhaltensmuster konnte er für sich in jeder Variante als gültig fühlen, egal ob die Abwertungen gemäßigt, sehr schnell oder zu viel kamen.

Bei dem Thema mit dem Vater könnte z. B. ein zweiter Becher verwendet werden, den man leer lässt, um zu zeigen, dass Menschen wie der Vater, die auf jede Bemerkung anspringen, als ginge es um Leben und Tod, leer bleiben. Diese Menschen reagieren auch auf konstruktive Kritik abweisend und bleiben dadurch leer. Das wäre eine Idee für eine weitere Impact-Technik für das Thema „Ich wehre mich immer, egal was kommt".

Der Patient hat in der Folgezeit selbst die Bilder vom Versalzen benutzt. Ein Indiz dafür, wie eindrücklich das Bild und die Impact-Technik aus der oben beschriebenen Stunde waren.

Wenn es gefährlich ist, seinem ersten Handlungsimpuls zu folgen, z. B. seine Wut herauszulassen oder sich abzugrenzen, dann werden auch im Hier und Jetzt des Erwachsenen durch die Antizipation der negativen Folgen ungünstige Verhaltensmuster darübergelegt. Hauke und Lohr (2017) beschreiben diese Verhaltensweisen in ihrem Buch als primäre und sekundäre Emotionen in einer Reaktionskette. In ihren Patientengruppen erarbeitet die Autorin oft an verschiedensten mitgebrachten Beispielsituationen der Patienten diese Reaktionskette. Auch hierfür kann für alle Gruppenmitglieder sichtbar ungünstige Verhaltensmuster in den Becher fallen gelassen werden. Mit der Bild vom „Versalzen" ist dann verständlich, dass die Versalzung nicht nur von außen erfolgt, sondern auch durch eigene Verhaltensweisen. Der Patient macht z. B. „gute Miene zum bösen Spiel", obwohl er gerne anders reagieren würde.

Auch die Arbeit mit dem Dramadreieck nach Karpmann (Karpmann und Stephen, 2016) würde sich in einer Folgestunde hier gut anbieten.

Drei Gegenstände können für die Rollen „Opfer", „Täter" und „Retter" auf den Boden genutzt werden. Der Patient soll jeweils zeigen, in welcher Rolle er sich befindet, wenn er sich nicht wehrt oder ständig für andere eintritt oder andere Menschen abwertet. Es gibt unzählige Varianten, wie die gesagten Worte in eine fühlbare Darstellung umgewandelt werden können.

4.12.6 Folgestunde zum Thema „seinen eigenen Standpunkt vertreten"

Meistens ergeben sich aus der Arbeit mit einer Impact-Technik in einer Stunde reichlich Anknüpfungspunkte für die folgende Stunde. Entweder können Therapeuten in der Folgestunde nochmals die Technik aus der vorangegangenen Stunde als Einstieg nutzen oder sie beginnen gleich mit einer Variation. Patienten können sich in der Regel nach der ersten Erfahrung mit multisensorischen Techniken in den Folgestunden sehr schnell wieder darauf einlassen. Selbst wenn genau die gleiche Übungsvariante eingesetzt wird, die Patienten schon kennen, entwickelt sich eine weitere Variante, weil Patienten im Laufe der Therapie neues Wissen erlangen und dieses in die Übung einfließt. Es ist sehr empfehlenswert, den Patienten zur Mitgestaltung zu ermutigen.

4.12.7 Stundenanliegen

In der vorangegangenen Stunde hatte der Patient immer wieder gefragt, wie er denn auf solche verbalen Entgleisungen von Kollegen reagieren solle. Er fühle sich nicht nur persönlich dadurch abgewertet, sondern es sei auf bestimmten Baustellen einfach ein so schlechtes Arbeitsklima, dass dann das ganze Projekt fehlerbehafteter sei und damit einhergehend ein hohes Stressniveau auf ihm laste. Hinzu käme, dass er sich nicht in der Erzieherrolle sehe. Er äußert immer wieder seine Hilflosigkeit in diesen Situationen mit seinen Kollegen, sodass die Therapeutin als Stundenanliegen für die aktuelle Stunde vorschlägt, mit ihm an Reaktionsmöglichkeiten zu arbeiten.

4.12.8 Entwicklung der Impact-Technik für diese Stunde

Durch die Beschreibung des Patienten, dass er seine Reaktionen hinunterschlucke, ist die Wahrscheinlichkeit hoch, dass sein Gegenüber keinen Widerstand oder eine Begrenzung durch den Patienten erfährt. Sein Becher wird also vollgeschüttet. Es müsste aufgezeigt werden, was Regungslosigkeit und was Gegenwehr beim Gegenüber auslöst, um den Unterschied spüren zu können. Und der Patient müsste durch aktives Verhalten seinen Becher/seine Seele schützen. Wie können passives und aktives Verhalten und ihre Auswirkungen sichtbar gemacht werden? Dazu geht der Therapeutin eine vor Kurzem erlebte Szene in einem Supermarkt durch den Kopf. Wahrscheinlich kennt jeder solche oder ähnliche Situationen. Ein kleines Mädchen wollte eine Tüte Gummibärchen haben, hat sich eine ausgesucht und dem Vater strahlend in den Einkaufswagen gelegt. Der Vater hat die Tüte rausgenommen und ihr erklärt, warum er die nicht kaufen möchte, dann hat das kleine Mädchen angefangen zu weinen und dann die Arme vor dem Oberkörper verschränkt und mit dem Fuß aufgestampft. Nein, hingeworfen hat sie sich nicht. Um diese forcierte Wunschäußerung seiner Tochter ist der Vater herumgekommen. Dem Vater und allen Beobachtern dieser Situation war sofort klar, was die Kleine wollte. Sie war weder zu übersehen noch zu überhören. Das Mädchen hat seinen Standpunkt vertreten, verbal nicht sehr kreativ, aber eineindeutig und altersgerecht hat sie gezeigt und geäußert, was sie wollte. Man muss also etwas von sich zeigen, um ernst genommen zu werden. Dieses Bild dient als Vorlage für die Impact-Technik. Anknüpfend an die Impact-Technik mit dem Becher soll der Patient sehen und fühlen können, wie er seinen Becher vor dem Zuschütten schützen kann. Gebraucht werden also die Materialien der letzten Sitzung. Mithilfe der Geschichte von dem kleinen Mädchen, welches seinen Standpunkt sehr deutlich vertreten hat, soll der Patient angeregt werden, ebenfalls seinen Standpunkt zu vertreten. Er soll seinen Standpunkt sichtbar so vertreten, dass er seinen Becher vor den Papierschnipseln der Therapeutin schützen kann.

4.12.9 Stundenverlauf

Th.: Hallo, wie geht es Ihnen und was ist von der letzten Stunde hängengeblieben?

Pat.: Ich konnte meinen Salzstreuer nicht mehr anfassen, ohne an diese Stunde zu denken. Meiner Frau habe ich von der Stunde erzählt und sie war ziemlich erleichtert, als ich ihr erklären konnte, dass meine Strategie... hier rein und da wieder raus... nicht die beste ist.

Th.: Wieso war sie da erleichtert?

Pat.: Ich habe das auch manchmal zu Hause gemacht. Wenn ich von der Arbeit kam und mein Kopf war eh schon so voll und sie wollte dann noch was von mir, dann habe ich immer zugehört, aber gleichzeitig nicht zugehört. Es war mir zu viel. Und irgendwann später ist aufgeflogen, dass ich wieder nicht zugehört hatte und da war sie immer beleidigt.

Th.: Hm, Sie haben Ihrer Frau signalisiert, dass Sie zuhören, indem Sie in der Situation einfach ruhig geblieben sind, statt zu sagen, dass Sie erstmal Ruhe brauchen?

Pat.: Genau.

Th.: Wissen Sie da auch nicht, was Sie sagen könnten, damit Ihre Frau weiß, dass Sie erstmal Ruhe brauchen?

Pat. (schmunzelnd): Hm, ertappt. Obwohl, hier ist es etwas anders. Ich will sie ja nicht vor den Kopf stoßen, indem ich ihr sage, dass ich jetzt Ruhe brauche statt ihr zuzuhören.

Th. (schmunzelnd): Naja, Sie stoßen zeitverzögert vor den Kopf.

Pat.: Wieso?

Th.: Wenn es 2 Tage später auffliegt, dass Sie nur so getan haben, also ob Sie zugehört hätten, das ist verletzend. Nicht wenn es mal passiert. Ich glaube, es läuft öfter so ab. Nach einer kurzen Pause fügt die Therapeutin noch schmunzelnd hinzu... Und dann haben Frauen einfach die Gewohnheit, auf sowas gekränkt zu reagieren.

Pat.: Sie meinen, wenn meine Frau dann sauer ist, ist sie in Wirklichkeit versalzen.

Th. (schmunzelnd): Na so ein bisschen. Lassen Sie uns mal wieder was machen, ok? Ich erzähle Ihnen kurz eine Begebenheit aus dem Supermarkt.

- Die Therapeutin erzählt ihm die beobachtete Szene im Supermarkt zwischen Vater und Tochter.

Th.: Wenn Sie dieses Mädchen wären... haben Sie eine Idee, wie Sie auf der Baustelle reagieren würden?

Pat. (lachend): Ich würde wahrscheinlich sowas sagen wie... selber blöd. Aber ich bin ja erwachsen.

Th.: Genau. Lassen Sie uns mal hinstellen. Ich halte einen Becher, Sie bekommen auch einen Becher. Ziel ist es, den Becher frei von solchen Abwertungen zu halten. Und damit wir uns nicht ständig neue Abwertungen einfallen lassen müssen, können wir einfach immer wieder die Sätze nehmen... Du bist doch bescheuert. Und... Du kannst mich mal. Ok? Ich mache einmal vor, was ich meine. Ach so... hier noch ein paar Papierschnipsel. Also, ich fange an.

- Die Therapeutin sagt zu ihm einen abwertenden Satz und wartet kurz auf eine Reaktion. Als keine kommt, legt sie ihm den ersten Schnipsel in seinen Becher. Dann fordert sie ihn auf, dass er jetzt einen abwertenden Satz zur Therapeutin sagen soll. Das tut er.

Th.: Stopp, das ist eine Kommunikation unter der Gürtellinie. Wenn Du mir was zu sagen hast, dann bleibe sachlich.

Pat.: AAh, ok. Und jetzt lege ich einen Zettel in Ihren Becher?

Th. (schmunzelnd): Natürlich nicht, ich habe mich ja gewehrt.

- Der Patient haut sich die flache Hand vor die Stirn.

Pat.: Hm, alles klar. Wenn ich was sage, dann bekomme ich kein Salz in meinen Becher.

Th.: Genau. Ich probiere es jetzt nochmal bei Ihnen.

Pat.: Moment mal. Ist das egal, mit welchem Satz ich reagiere oder kann ich auch einfach Ihren Satz nehmen?

Th.: Gerne, wenn der sich passend für Sie anfühlt.

Pat.: Ja, und mir ist plötzlich klar geworden, ich muss nicht erziehen oder sowas, ich muss nicht auf den Satz reagieren… also… er sucht nach Worten.

Th.: Sie müssen nicht inhaltlich auf den Satz reagieren, sondern vertreten Ihren Standpunkt über eine erwachsene Kommunikation, nämlich sachlich bleiben.

Pat.: Ja genau. Besser hätte ich es nicht sagen können. Aber ich habe inzwischen den Satz vergessen.

- Die Therapeutin sagt ihm den Satz nochmal und dann will sie wieder Zettel in seinen Becher legen. Immer wenn er reagiert, egal ob gut, cool, schlagfertig oder holprig, dann bekommt er keinen Zettel. Wenn er stumm bleibt oder zu lange zögert, bekommt er einen Zettel in seinen Becher. Es geht in der Folge ja auch darum, nachträglich ungut gelaufene Situationen zu klären, also Zettel aus dem Becher wieder heraus zu bekommen.

Pat.: Ob mir das so einfällt in der Situation? Und so richtig schlagfertig ist das nicht.

Th.: Wissen Sie, es geht erstmal nur darum, Ihnen zu zeigen, dass Sie nicht versalzen, wenn Sie reagieren.

Pat.: Das ist Ihnen gelungen. Die denken wahrscheinlich die ganze Zeit, dass es mich nicht stört, wenn die so miteinander oder mit mir umgehen.

Th. (schmunzelnd): Schlimmer, die denken die ganze Zeit über an nichts anderes, als den Gedanken… mit dem man es ja machen.

- Der Patient guckt betroffen.

Pat.: Das habe ich auch schon oft gedacht, also dass die das denken. Und noch schlimmer, ich denke das auch über mich.

- Die Therapeutin macht eine Bewegung mit den Fingern, als würde sie Salz streuen.

Pat.: Ja genau, ich bekomme nicht nur Salz von außen in meinen Becher, sondern versalze mich auch noch selbst.

Th.: Ja, es geht darum, wie ich mit dem Salz umgehe, welches ich bekomme. Aber nochmal zu dem Mädchen aus dem Supermarkt zurück. Wenn Sie das Temperament und die Klarheit dieses kleinen Kindes hätten... ich schmunzele ihm zu... wie würden Sie dann Ihren Standpunkt vertreten. Oder zuerst noch, was ist denn ihr Standpunkt zu dieser Art und Weise des Miteinanders.

- Seinen Standpunkt detailliert zu erarbeiten, ist an dieser Stelle in die Problemanalyse einzuordnen. Der Patient kann nur reagieren, wenn er seinen eigenen Standpunkt weiß. Sein Standpunkt ist, dass diese abwertenden Sätze einfach nicht in das Miteinander gehören, sondern respektvoll miteinander umgegangen wird.

Th.: Ok, nehmen Sie sich bitte einen Gegenstand für diesen Standpunkt und dann zeigen Sie mir ihn.

Pat.: Ok, ich nehme den Weihnachtsmann, das ist der größte Gegenstand hier im Karton.

- Die Therapeutin stellt sich ihm gegenüber und sagt ...Du bist doch bescheuert.

Pat.: Hm, also das will ich hier nicht mehr hören.

Th.: Ich sehe Ihren Weihnachtsmann nicht. Können Sie ihn etwas mehr präsentieren, so mit Gefühl. Sie müssen nicht weinen, wie das Mädchen, aber Sie dürfen zum Beispiel Wut zeigen. Sind Sie wütend?

- Der Patient haut sich wieder mit der flachen Hand vor den Kopf.

Pat.: Ich glaube, ich habe es verstanden. Ich sage das viel zu ruhig. Also, ich probiere das nochmal. ...Wenn hier was bescheuert ist, dann dieser Ton und diese Art und Weise.

Th.: Wow, das kam jetzt bei mir an.

Pat.: Ich glaube nicht, dass ich das dort hinbekomme.

Th.: Ach wissen Sie was? Wir üben das hier ein und wenn Sie sich sicher genug fühlen, dann schaffen Sie es bestimmt auch dort.

Pat.: Aber wissen Sie, ich weiß jetzt wenigstens, warum ich immer nichts wusste... also wie ich da reagieren soll. Ich habe immer gedacht, ich müsste jetzt anfangen zu diskutieren, dass keiner bescheuert oder so ist. Aber dass ich auch einfach mal was über die Umgangsform so im Allgemeinen sagen kann, darauf bin ich nicht gekommen.

Th.: Ich fasse mal zusammen, was bei mir angekommen ist. Sie wissen, was Sie rein theoretisch tun müssten, um nicht zu versalzen?

Pat.: Genau. Aber das schaffe ich noch nicht auf Arbeit.

- Die Therapeutin erklärt ihm anhand der 4 Stufen der Kompetenzentwicklung die schrittweise Entwicklung von Kompetenzen. Die Stufen sind eingehender in der Einleitung zum Fallbericht 4.10 beschrieben. Die Therapeutin hat sich zur bildhaften Darstellung eine Treppe mit 4 Stufen angefertigt, die als laminiertes Arbeitsblatt in vielen Stunden zum Einsatz kommt.

4.12.10   Fazit

Wie im Fallbericht dargestellt, kann ein und dieselbe Impact-Technik genutzt werden, um unterschiedliche Aspekte darzustellen. Es ging in dieser Stunde vorrangig darum, den Zusammenhang zwischen Passivität und Depression aufzeigen und spürbar machen zu können. Das ist zum einen als psychoedukative Arbeit wichtig, und zum anderen kann eine Problemanalyse mit der Übung erfolgen.

Wenn es in den Anfangsstunden passt, dann setzt die Therapeutin recht frühzeitig Impact-Techniken ein, da dies aus Erfahrung der Therapeutin die Entwicklung einer tragfähigen therapeutischen Beziehung beschleunigt. Das gemeinsame Gestalten entlastet die Patienten, die sich im Gespräch oft zu intensiv im Fokus fühlen.

Sollten Therapeuten verunsichert sein, ob der Einsatz von Spielzeug beim Patienten noch als professionelle Arbeit ankommt, empfiehlt die Autorin, auf die Reaktionen, auf die emotionale Beteiligung der Patienten zu achten. Je konzentrierte die Patienten mitarbeiten und eigene Vorschläge einbringen, umso sicherer können Therapeuten sein, dass sie den Patienten bei der Bearbeitung seiner Probleme hilfreich zur Seite stehen. Für Therapeuten, die mit Impact-Techniken noch keine Erfahrung haben, ist es hilfreich, anfangs nur ein paar Techniken immer wieder bei verschiedenen Patienten einzusetzen. Recht schnell kommen durch das Ausprobieren neue Varianten hinzu und dann irgendwann auch die Sicherheit, dass diese prozessorientierte Art zu arbeiten meistens zu einem konstruktiven Ergebnis führt.

An dieser Stelle noch eine Empfehlung der Autorin. Wenn beim Lesen der Fallberichte bestimmte Vorgehensweisen nicht gefallen, dann ist das ein gutes Zeichen dafür, dass eine besser passende Idee eingefallen ist. Welche Impact-Techniken zum Einsatz kommen, auf welche Patientenaussagen die Autorin in den Fallberichten ihren Schwerpunkt gelegt hat, das hängt vom Gespür für diesen Patienten ab. Wenn Leser eigene Patienten mit derselben Thematik wie die Patienten aus dem Fallbericht im Kopf haben, müssen die beschriebenen Impact-Techniken noch lange nicht passend für andere Patienten sein. Dann empfiehlt die Autorin, immer die eigenen Ideen zu verwenden. Eigene Ideen entwickelt man oft, indem man andere Ideen zwar richtig, aber nicht ganz gut findet.

Mit diesem Patienten wurden Impact-Techniken beschrieben, welche die ganze Stunde ausfüllten. Manchmal sind nur ganz kleine kurze Impact-Techniken sehr eindrücklich. Davon handelt der nächste Fallbericht.

4.13 Problemanalyse bei Verschlechterung der psychischen Verfassung

Patienten beklagen im Verlauf einer Therapie des Öfteren eine Verschlechterung ihrer psychischen Verfassung. Sie können es sich nicht erklären und verstricken sich in unendlichen Gedankengängen, bei denen kein Ende in Sicht ist. Sie verschmelzen dann zunehmend mit ihren Gedanken. Dieser Fallbericht beschreibt eine Problemanalyse bezüglich einer solchen psychischen Verschlechterung für eine depressive Patientin. Der Mensch ist ein Gewohnheitstier. Und so rutscht vermitteltes psychotherapeutisch relevantes Wissen immer mal wieder weg. Deswegen sind Problemanalysen, Zielanalysen und Zieldefinitionen immer wieder wichtige Arbeitsthemen in der Therapie, um der Verschlechterung auf den Grund zu gehen.

Der Mensch ist nicht nur ein Gewohnheitstier, sondern oftmals auch durch vertraute Verhaltensweisen in die Irre geführt. Hinzu kommt, dass neue Verhaltensweisen oft höchst angstbesetzt sind und dadurch anstrengend wie ein Marathon, der nach 42 km eben noch nicht aufhört. Das Gehirn braucht daher viele Wiederholungen, bis sich neue Verhaltensmuster mittels neuer synaptischer Verknüpfungen neu gebahnt haben. Egal welche Sportart jemand trainiert, es werden bestimmte Bewegungsabläufe immer und immer wieder im Training wiederholt. Der Erfolg des Trainings zeigt sich dann im reibungslosen richtigen Bewegungsablauf. Neue Bahnungen im Gehirn brauchen ebenso diese Wiederholungen. Neue Verhaltensmuster können aber im Alltag mitunter nicht so einfach trainiert werden wie im Sport. Den Patienten stehen ja nicht täglich eine einstündige Trainingseinheit zur Verfügung, um Abgrenzung zu üben. Deswegen sind Wiederholungen in den Therapiestunden ein bedeutsames Arbeitsinstrument, damit neue Verhaltensmuster hirnphysiologisch gebahnt werden können.

4.13.1 Patientenvorstellung

Die Patientin ist Mitte 30, verheiratet, das Paar hat 2 Vorschulkinder. Sie wurde wegen depressiver Beschwerden zur Psychotherapie überwiesen. Ein hohes Streben nach Perfektionismus als Versuch, Kontrolle über das Leben zu haben, wurde herauskristallisiert.

Sie empfindet eine große Verunsicherung dem Leben gegenüber und mache daher viele Pläne, um auf alle möglichen Eventualitäten vorbereitet zu sein. Sie arbeitet für eine größere Firma und zu ihren Aufgaben zählt es, einen jährlichen Kongress zu organisieren. Der Kongress ist in 2 Monaten nach der beschriebenen Stunde.

In der Therapiegruppe sind noch 3 andere Teilnehmerinnen. Das Thema der Patientin wurde gewählt, um damit in der Stunde zu beginnen. Ein zweites Thema steht in der Warteschlange.

4.13.2 Stundenanliegen

Die Patientin berichtet von zunehmenden psychosomatischen Beschwerden wie Schlafstörungen, innerer Unruhe, innerer Anspannung und Konzentrationsmangel mit einhergehender erhöhter Vergesslichkeit. Die letzte Gruppensitzung ist 4 Wochen her, es habe kurz danach begonnen. Sie verstehe diese Verschlechterung nicht und möchte daher diese Gruppentherapiestunde nutzen, um zum einen herauszufinden, was die Verschlechterung hervorgerufen hat. Zum anderen möchte sie einen Tipp haben, was Sie tun könne, damit es ihr wieder besser gehe.

4.13.3 Entwicklung der Impact-Technik für diese Stunde

Aus den Schilderungen der Patientin ist herauszuhören, dass sie wieder viele Pläne mache, um nichts zu vergessen und auf alles vorbereitet zu sein. Im Rahmen des bevorstehenden Kongresses erschien ihr dieses Verhalten angemessen, da an vieles gedacht werden muss. Für Zuhörer wird deutlich, dass es zu viele Pläne sind, da sie unangemessen viel Zeit mit der Planerstellung und der Kontrolle der Pläne benötigt. Es ist, als sei sie in immer wiederkehrenden Planungsgedanken gefangen/verstrickt. Wie kann diese Verstrickung sichtbar gemacht werden? Verstrickungen können mit einem Strick/Seil sichtbar gemacht werden. Wenn Patienten sich durch diese Planungsgedanken unfrei fühlen, sind sie gefesselt. Mit einem Seil können Patienten „gefesselt" werden. Die Therapeutin beginnt deshalb mit einem Seil für diese zwanghaften Planungsgedanken und einem Gegenstand für die Patientin.

4.13.4 Stundenverlauf

Th.: Ok, ihr Thema wurde von der Gruppe gewählt. Fangen wir damit an. Wählen Sie bitte hier aus dem Karton einen Gegenstand für sich selbst.

Pat.: Ich nehme den Löwen, das ist mein Sternzeichen.

Th.: Sie kennen das ja schon, stellen Sie den Gegenstand, also sich selbst auf den Boden.

- Ich nehme in der Zeit ein ca. 2 m langes Seil.

Th.: Ich möchte Ihnen zeigen, was bei mir angekommen ist. Dazu nehme ich dieses Seil und spreche laut Ihre Gedanken aus.

- Für jeden Gedanken lege ich das Seil in Schlaufen und Schlingen bis es ein unordentliches Knäuel ist.

Th.: Kommt das Ihren Gedanken ungefähr nahe.

Pat.: Ja, Sie kennen mich ja schon.

Th.: Ok, und nun schmeiße ich dieses Knäuel auf Sie, also auf den Gegenstand drauf.

- Die Patienten der Gruppe gucken betroffen, es wird hörbar Luft eingezogen, ein leises geflüstertes „Mist" ist zu hören. Dies sind sichere Anzeichen, dass alle Gruppenmitglieder mitarbeiten.

Pat. (betroffen): Genau, so fühlt es sich an.

Th.: Können Sie sich erinnern, dass ich Sie vor einigen Stunden mal mit dem Seil gefesselt habe?

Pat.: Hm, ja. Stimmt, das waren meine Gedanken.

Th.: Können Sie sich erinnern, was wir damals für Strategien erarbeitet haben?

Pat.: An die Stopptechnik kann ich mich erinnern und dass ich was anderes zum Festhalten brauche, also andere Gedanken.

Th.: Genau. Und das gebe ich jetzt in die Gruppe. Überlegen Sie gemeinsam, welche Strategien Ihnen hierzu einfallen.

- Damit war die Impact-Technik auch schon zu Ende. Die Arbeit im Sinne eines Brainstormings wurde an die Gruppe abgegeben. Die Therapeutin moderiert nur noch. Es werden Erfahrungen ausgetauscht, was für die Patientin sehr entlastend ist und gemeinsam Strategien zusammengetragen. Die Patientin soll zeigen, wie sehr eine Strategie bei Anwendung das Seil entwirren würde, damit sie selbst, die Mitpatienten und die Therapeutin sehen können, welche Strategien sie wie stark als hilfreich empfindet. In solchen Wiederholungs-runden kann gut überprüft werden, welches Wissen schon gefestigt ist und welches aufgefrischt oder wiederholt werden muss.

4.13.5 Fazit

Eine einfache Impact-Technik, die schnell durchgeführt werden konnte. Eine weitere Variante hätte darin bestehen können, die Patientin selbst wieder mit dem Seil zu umwickeln/zu fesseln. Eine weitere Variante hätte aber auch in der Arbeit mit Bechern sein können, so wie im vorangegangenen Fallbericht. Bei dieser Patientin hätten dann die Zettel für Planungsgedanken oder Planungstätigkeiten gestanden. So hätte auch aufgezeigt werden können, dass in dem Becher nur noch ungute Dinge sind. Es gibt ja bekanntlich unterschiedliche Salzsorten. Der eine versalzt durch Fremdabwertungen, der andere durch Selbstabwertungen, der dritte durch unangemessen ausgeprägte Planungsarbeiten.

Patienten zu „fesseln" eignet sich sehr gut zum Aufzeigen von gefangen sein in negativen Gedanken. Bei der Übung ist dann darauf zu achten, dass der Therapeut keinen Kontakt mehr zum Seil hat, sondern Patienten das Seil selbst halten. Damit soll spürbar gemacht werden, dass niemand etwas mit den Gedanken zu tun hat. Auch wenn Patienten Formulierungen äußern wie „Ich fühle mich gefangen" oder „Ich komme nicht los von den Gedanken", kann das Seil gute Arbeit leisten. Eine andere Variante statt fesseln wäre das Festhalten des Seiles durch den Therapeuten. Da die Patienten dann nicht weglaufen können, kann zum einen erarbeitet werden, welche Gedanken sie festhalten, zum anderen können direkt Strategien ausprobiert werden, wie der Patient das Seil loswird. Das können für den Anfang zunächst einmal nur Bewegungen sein. So können Patienten das Seil einfach fallenlassen, wegschmeißen oder vorsichtig hinlegen. Dann können sie fühlen, wie frei es sich ohne Seil anfühlt. Notwendig ist dann jedoch noch der Transfer der Übung in die Realität. Was kann der Patient im wahren Leben ganz konkret tun, um das Seil loszuwerden. Viele Patienten melden dann jedoch sogar zurück, dass sie sich nun leer und unsicher fühlen. Solche Rückmeldungen sind eineindeutige Signale, dass erst alternative Gedanken erarbeitet werden müssen, die der Patient statt dem Seil festhalten kann. Die Autorin kann sich an dieser Stelle nur nochmal wiederholen, sich an etwas festhalten zu können ist sehr wichtig. Deswegen nach Möglichkeit Patienten nicht ohne etwas zum Anfassen und Festhalten dastehen lassen.

Die ganze Übung hat maximal 10 min gedauert, der Austausch darüber in der Gruppe dann etwas länger. In der Zusammenarbeit war schnell zu merken, dass die Patientin diese Darstellung mit bereits Gelerntem verknüpfen konnte. Ihre Assoziation zu der Übung mit dem Fesseln war sofort da. Sie wusste also sofort, dass es um ihre Gedanken geht. Wäre diese Verknüpfung nicht zu bemerken gewesen, hätte die Therapeutin die Übung durch mehr Nachfragen ausgedehnt. Der von der Patientin gewählte Löwe hätte mit dem Seil auch gefesselt und gewürgt werden können, da jeder Plan zu viel am Seil zieht und damit die Fesselung fester werden lässt.

4.14 Problemanalyse bei stagnierendem Therapieverlauf

Eine Panikstörung zählt zu den häufig vorkommenden Beschwerdebildern im psychotherapeutischen Behandlungssetting. Dank guter Behandlungsmanuale können für die meisten dieser Patienten relativ schnell und auch sicher gute Behandlungserfolge erzielt werden. In diesem Fallbericht wird eine Behandlungssequenz von einer Patientin beschrieben, in deren Behandlungsverlauf es immer wieder zu einer Stagnation kam, da lange zurückliegende biografische Verstrickungen immer wieder zur Aktivierung alter destruktiver Muster führten.

4.14.1 Patientenvorstellung

Die Patientin ist Anfang 30, selbstständig im Pflegebereich tätig und seit ca. 1 Jahr in Behandlung. Inzwischen ist die LZT angebrochen. Die Probatorik fand im Einzelsetting statt, seit der KZT 1 nimmt die Patientin an einer Kombinationsbehandlung (Kombination aus Einzel- und Gruppentherapie) in einer Gruppe mit insgesamt 5 Teilnehmern statt.

Seit ca. 2 Jahren leidet die Patientin unter schweren Panikattacken. Sie habe das Gefühl, dass sie von ihren Patienten genau beobachtet werde und diese immer erkennen würden, dass ihr das Herz bis zum Hals schlage, sie weiche Knie habe und ihr schwindelig sei. Es habe plötzlich angefangen, sie könne sich das nicht erklären.

Der Vater habe die Familie verlassen, als die Patientin noch ein Baby war und sei ein alternativ lebender Gelegenheitsjobber, zu dem kein Kontakt bestehe. Zu ihrer Mutter habe sie ein gutes Verhältnis. Zwischen dem 15. und 20. Lebensjahr habe die Patientin ein Leben geführt, welches drogenbedingt durch viele Erlebnisse geprägt war, für die sie sich bis heute schäme.

Es falle ihr schwer, ruhig zu bleiben, wenn sie Drogenkonsumenten erkenne oder auf Freunde von damals treffe. Sie habe deswegen ihren Wohnort gewechselt und lebe seit 6 Jahren in einer stabilen Beziehung. In der KZT 1 und 2 wurden wiederholt die auslösenden und aufrechterhaltenden Faktoren identifiziert, die sich kurz zusammengefasst folgendermaßen beschreiben lassen: Sie möchte es allen recht machen und grenzt sich daher unzureichend ab, sodass sie dadurch immer wieder unter Stress gerät. Es wurden Abgrenzungsmöglichkeiten erarbeitet und die Funktion der Panik erarbeitet, welche in der Schaffung von Zwangsauszeiten bestehe, die sie sich auf anderem Weg nicht verschaffen kann.

4.14.2 Stundenanliegen

In dieser Gruppentherapiesitzung berichtet sie von massiven Schwindelattacken, die seit 2 Wochen anhalten würden. Sie sei deswegen arbeitsunfähig geschrieben. Sie sei frustriert und könne sich das nicht erklären. In einer vorangegangenen Einzeltherapiesitzung seien das Thema „Es allen recht machen wollen und von allen gemocht zu werden" und die dadurch entstandenen Stresssituationen als Auslöser identifiziert worden. Sie möchte in dieser Stunde eine Aufstellung mit den Mitpatienten haben, weil ihr die Aufstellungsarbeiten in der Vergangenheit immer geholfen haben. Sie möchte den Zusammenhang zwischen dem emotionalen Stress und diesem massiven Schwindel verstehen. An den bisher erarbeiteten Strategien bezüglich kognitiver Umstrukturierung mit daraus resultierenden alternativen Verhaltensmustern im Sinne von Abgrenzung und Selbstachtung zweifelt sie nicht. Sie sind durch ein hohes Angstlevel nur äußerst schwer umsetzbar. Die Gruppe hat schon des Öfteren mit Aufstellungen zu Konflikten, Krankheiten oder Familienkonstellationen gearbeitet. Die Drogenzeit ist den Mitpatienten nicht bekannt.

4.14.3 Entwicklung der Impact-Technik für diese Stunde

Wie kann mit Impact-Techniken der Zusammenhang zwischen emotionalem Stress und Schwindel aufgezeigt werden? Dazu gibt es Vorschläge im Fazit. Für diese Stunde hat sich die Patientin konkret eine Aufstellung gewünscht. Wie kann in einer Aufstellung der Zusammenhang zwischen destruktivem Verhalten und Schwindel aufgezeigt werden? Welche Anteile, welche Personen müssen mit aufgestellt werden, um dies aufzeigen zu können? Zuallererst wird ein Vertreter für die Patientin benötigt. Die Autorin entscheidet sich dafür, nur noch einen weiteren Vertreter für das destruktive Verhalten mit aufzustellen. Es wird also noch ein Vertreter für „es allen recht machen" benötigt. Der Schwindel wird dann höchstwahrscheinlich von dem Vertreter für die Patientin gefühlt, sodass der Zusammenhang aufgezeigt werden kann.

4.14.4 Stundenverlauf

Th.: Sie haben alle 3 (es sind krankheitsbedingt diesmal nur 3 von 5 Gruppenmitgliedern da) für das Thema von Fr. X gestimmt. Dann lassen Sie uns mal mit der Auswahl anfangen. Frau X, wer soll Sie vertreten und wer soll das Thema „Es allen recht machen zu wollen und von allen gemocht zu werden" vertreten?

- Die Patientin bestimmt eine junge Frau als Vertreterin für sich und einen jungen Mann als Vertreter für das Thema.

Th.: Und jetzt stellen Sie die beiden bitte so in Beziehung zueinander auf, wie es sich für Sie anfühlt. Fangen Sie bitte mit sich selbst an, Frau X.

- Die Patientin stellt erst die Vertreterin für sich in den Raum und dann ziemlich dicht schräg hinter diese den Vertreter für das Thema. Das Thema blickt dabei auf die Patientin.

Th.: Frau X, Sie dürfen sich nun einen guten Platz für sich suchen, von dem aus Sie alles gut sehen können. Und Sie beide fühlen sich bitte in Ihre Rollen ein. Ich werde Sie während der Aufstellungsarbeit duzen. So lange ich Sie duze, so lange spreche ich zu Ihnen in der Rolle, in der Sie sich befinden. Nach der Aufstellung sieze ich Sie wieder.

- Im Folgenden werden zum besseren Verständnis die Namen „Thema" und „Silke" verwendet, damit für den Leser leichter nachvollziehbar ist, wer mit wem interagiert.

Th.: Ihr dürft jetzt beide euren Impulsen nachgehen, etwas zu eurer Rolle zu sagen.

Thema: Also ich fühle mich hier mächtig, würde mich aber am liebsten vor Silke stellen.

Silke: Mir geht es nicht so gut, mir ist das Thema zu dicht im Nacken.

- Es kommen keine weiteren Informationen.

Th.: Thema, dann folge jetzt bitte deinem Impuls zur Veränderung deiner Position.

- Das Thema stellt sich Silke in den Weg. Jetzt muss Silke von hinten auf das Thema gucken.

Th.: Silke, wie geht es dir jetzt?

Silke: Noch schlechter.

Th.: Thema, wie geht es dir?

Thema: Mir geht es hier gut. Ich habe das Gefühl, dass ich Silke nicht unbedingt im Weg stehe, sondern sie schütze.

Th.: Kannst Du fühlen, wie alt du bist, ungefähr?

Thema: Ich bin Teenager, irgendwie so 15 Jahre.

- Bei dieser Aussage zieht die Patientin hörbar Luft ein.

Th.: Frau X, können Sie was mit der Aussage anfangen?

Pat.: Ja, da begann meine Drogenzeit. Vor 15 Jahren und ging 5 Jahre lang.

Th.: Können und wollen Sie etwas mehr dazu sagen?

Pat.: Ich habe in der Drogenzeit viel Scheiß gemacht und dafür schäme ich mich bis heute.

Thema nickt zustimmend: Hm, irgendwie nach Scham hat es sich angefühlt. Aber ich habe mehr gefühlt, dass ich Silke vor etwas beschütze, damit sie sich nicht schämen muss.

Pat.: Ja, deswegen mache ich mich bis heute so oft so klein und sage nicht meine Meinung oder versuche so unauffällig wie möglich durch alle Kontakte zu kommen.

Th.: Ok, Frau X. Sie dürfen jetzt wieder zugucken. Ich möchte mal was mit den beiden hier probieren. Die arbeiten für Sie, also brauchen Sie einfach nur zusehen.

Silke, wir beide gehen jetzt um das Thema drumherum, sodass wir beide dem Thema gegenüber stehen. Ich bleibe an deiner Seite als Unterstützung stehen, so lange du mich brauchst.

- Silke wirkt körperlich zusammengeschrumpft und verunsichert und vermeidet den Blickkontakt zum Thema. Den Gruppenmitgliedern ist das Konzept vom inneren Kind bekannt, sodass sich die Therapeutin darauf bezieht, da sie das Gefühl hat, dass der Vertreter für das Thema gleichzeitig das innere Kind der Patientin verkörpert.

Th.: Also, Silke. In deiner Jugend hast du Drogen genommen und viele unschöne, vielleicht auch dumme Dinge getan. Diese Zeit ist nun vorüber. Es könnte sein, dass das Thema stellvertretend für dich in der Drogenzeit steht und du es am liebsten hinter dir verstecken möchtest, so wie ihr beide am Anfang standet. Dein jüngeres Ich möchte aber nicht versteckt werden, möchte nicht, dass du dich für dein jüngeres Ich schämst. Möchtest du mal ausprobieren, mit deinem jüngeren Ich in Kontakt zu treten und ihm zu versprechen, dass du dich ab jetzt nicht mehr für dein jüngeres Ich schämen wirst?

Silke: Hm, ich bin nicht stolz drauf, was ich damals gemacht habe. Aber es ist vorbei, ich habe es von alleine geschafft, aus den Drogen rauszukommen. Ich

habe meine Lehre geschafft und arbeite nun schon einige Jahre erfolgreich selbst-
ständig. Ich führe seit mehreren Jahren eine gute Beziehung.

- Der Dialog zwischen Silke mit ihrem jüngeren Ich ist sehr skizziert dargestellt. In Wirklichkeit wurde intensiv an dem Dialog gearbeitet. Die ganze Zeit über hing die Patientin aus ihrer Beobachterposition heraus dem Geschehen, dem Gesagten an den Lippen. Das „Thema" konnte jetzt konkret benennen, dass es sich wie das jüngere Ich von Silke anfühlt und zur Ruhe kommen kann, wenn Silke sich um diesen inneren Anteil kümmert, statt sich dafür zu schämen und ihn zu verbergen. Als sich der Dialog zwischen Silke und dem Thema/jüngeren Ich gut anfühlt, wird die Vertreterin Silke mit der echten Patientin ausgetauscht. Sie wiederholt mit eigenen Worten die Ansprache an ihr jüngeres Ich. Als es sich für das jüngere Ich und die Patientin rund anfühlt, wird die Aufstellung aufgelöst.
- Zum ersten Mal berichtet die Patientin in der Gruppe von ihrer Drogenzeit. Durch das Interesse der Mitpatienten kann sie überrascht feststellen, dass sie nicht abgelehnt wird, sondern ihr Achtung und Würdigung für den Weg aus den Drogen und ihrer beruflichen und privaten Entwicklung entgegengebracht wird.
- Am Ende der Sitzung stellt sie erleichtert fest, dass der Schwindel vollkommen weg ist. Es folgt eine Rückmelderunde zur heutigen Sitzung und jeder klopft sich selbst ab, damit eine Entrollung stattfindet. Das ist wichtig, damit jeder wieder als er selbst nach der Sitzung seiner Wege gehen kann. Mit Entrollung ist konkret gemeint, dass jeder die übernommene Rolle in den Aufstellungen im Behandlungsraum lassen kann. Die kann durch eine Drehung um die eigene Achse sein, durch sich ausschütteln, Kniebeuge, seinen Körper abklopfen oder was gerade gebraucht wird, um aus der Rolle zu kommen.

4.14.5 Fazit

Aufstellungen können als Impact-Techniken bezeichnet werden, da sie multi-sensorisch sind und äußerst hilfreich sind, konkrete Konzepte sichtbar und vor allem spürbar zu machen. Der Autorin ist durchaus bewusst, dass viele ihrer Impact-Techniken durch Elemente der Aufstellungen geprägt sind. Varianten der obigen Übung wären, wenn der Schwindel extra durch einen Vertreter mit auf-gestellt werden würde.

In einer Arbeit nur mit der Patientin hätte die Therapeutin bei ständiger Wieder-holung von Sätzen, wie „Du musst allen gefallen", „Du musst es allen recht machen", „Los, vergib noch einen weiteren Termin, obwohl du schon voll bist", „Schluck runter, wenn dir das Gesagte nicht passt" usw. die Patientin um ihre eigene Achse drehen lassen können. Auch so könnte die Auswirkung solcher Sätze aufgezeigt werden. Im Gruppentherapiesetting könnten sich die Mitpatienten kreisförmig um die Patientin aufstellen und jeder sagt einen anderen Satz. Die Patientin soll sich dann jeweils dem Sprecher zuwenden. Auch so wird sichtbar, wie Sätze Druck erzeugen können. Zusätzlich kann bei dieser Variante aufgezeigt werden, dass sie sich nur nach anderen richtet, und es kann spürbar werden, wie sich das körperlich anfühlt. Bei größeren Räumen können sich die Mitpatienten so weit wie möglich auseinanderstellen und die Sätze sagen. Die Patientin müsste dann jeweils hinlaufen. So könnte das Gehetze aufgezeigt werden, wenn sie ihren alten Mustern folgt. Die Patientin könnte symbolisch für ihre innere Einstellung auch wieder gefesselt werden. Dabei möglichst auf eine unbequeme Körperhaltung achten, damit sie die Einschränkungen und körperlichen Auswirkung ihrer alten Muster spüren kann. Und natürlich könnte auch wieder mit einem Becher gearbeitet werden. Für jede Anforderung von außen könnte z. B. ein Gegenstand in den Becher getan werden. Der volle Becher würde dann symbolisch für die Patientin stehen, die angefüllt mit Anforderungen von außen ist. Im weiteren Verlauf könnten die Strategien erarbeitet werden, die helfen, darauf zu achten, was und wieviel in den Becher kommt.

Die Autorin hofft, dass die vielen verschiedenen Fallbeispiele aufzeigen, dass die verschiedenen Techniken gut miteinander kombinierbar und auch nacheinander in mehreren Stunden bei der Behandlung ein und desselben Patienten einsetzbar sind.

4.14.6 Querverweis

Eine weitere Gruppentherapiesitzung mit dieser Gruppe ist im Fallbericht 4.16 beschrieben. Mit der Patientin „Silke" gibt es einen weiteren Fallbericht unter 4.15, in dem eine weitere Therapiesitzung im Einzelsetting beschrieben wird.

4.15   Einsatz von Impact-Techniken zur Aussage „Ich kann den Lösungsweg nicht gehen"

Viele Therapeuten werden die Aussage „Ich kann das nicht" schon sehr oft gehört haben. Oftmals kommt sie wiederholt im Verlauf der Therapie. Dann fehlt den Patienten noch der Transfer aus der theoretischen Therapiesitzung in den eigenen Alltag, oder es gibt Hindernisse, die ihnen den Weg zum Ziel noch versperren. Oftmals hoffen Patienten aber auch noch darauf, dass Therapeuten ein Zaubermittel aus der Tasche ziehen, mit dem das angestrebte Ziel leicht und bequem zu erreichen ist. Und es verführt den einen oder anderen Kollegen zu noch mehr eigener Anstrengung. Was auch immer hinter dieser Aussage steckt, kann mit einer Problemanalyse meistens gut aufgedeckt werden. In diesem Fallbericht ist eine Impact-Technik zu dieser Aussage beschrieben.

4.15.1 Patientenvorstellung

Es handelt sich hier um die Patientin „Silke" aus dem Fallbeispiel 4.14. Da die hier beschriebene Stunde keine zeitnahe Folgestunde zur obigen Arbeit ist, hat die Autorin die Therapiesitzung als gesonderten Fallbericht beschrieben. Die Patientenvorstellung können Sie dem Fallbericht 4.14 entnehmen.

Nach der oben beschriebenen Gruppentherapiesitzung erfolgten einige Stunden im Einzelsetting (zwischen den fortlaufenden 14-tägigen Gruppentherapiesitzungen) mit EMDR, um die langanhaltende ausgeprägte Belastung durch die Erinnerungen an die Drogenzeit zu mindern. Ihr inneres Kind kann sie inzwischen etwas besser versorgen, der Schwindel wird inzwischen von ihr als Stressreaktion auf ungünstige Verhaltensmuster verstanden. Schwindel und Panikattacken haben in Häufigkeit und Intensität abgenommen. Trotz dieser Verbesserung fühlt sie sich durch den Schwindel und die Panikattacken noch massiv im Alltag eingeschränkt.

4.15.2 Stundenanliegen

Sie ist frustriert durch die Unsicherheit, ob sie die Panik jemals loswird. Insgesamt seien die Panikattacken seltener und der Schwindel weniger, es gäbe aber immer wieder Schwankungen. Aktuell merke sie, dass der Schwindel wieder stärker werde. Sie habe Angst, dass es wieder so schlimm wie zu Therapiebeginn werden könnte. Sie könne sich aber nicht so rigoros ändern, wie es vielleicht nötig wäre. Wiederholt verwendet sie die Formulierung „Ich kann nicht". Damit meint sie, dass sie nicht einfach „Nein" sagen kann, oder Termine so koordinieren, dass es logistisch für sie einfacher wäre. Sie benennt kein konkretes Stundenziel, sodass die Therapeutin diese Stunde zu der Aussage „Ich kann nicht" arbeiten möchte.

4.15.3 Entwicklung der Impact-Technik für diese Stunde

Situationsanalysen und Arbeiten zu möglichen Strategien zum immer wieder auftauchenden Abgrenzungsthema sind aus Sicht der Therapeutin ausreichend erarbeitet worden. Die Patientin erreicht ihr Ziel (eine selbstbewusste Frau zu sein, die sich abgrenzen kann, sich traut, Bitten und Forderungen abzulehnen, bei der Terminplanung auf ihre Kräfte achtet, Selbstachtung vor Überanpassung lebt...) nicht. Wie kann eine Aussage und deren Auswirkungen sichtbar gemacht werden? Anders gefragt, wie kann sichtbar gemacht werden, dass sie ihr Ziel nicht erreicht, und wie kann sichtbar gemacht werden, wie die Aussage „Ich kann nicht" den Weg zum Ziel versperrt? Dazu ist es notwendig, ein Ziel und ein Problem sichtbar zu positionieren, um sich dann den Weg vom Problem zum Ziel ansehen zu können.

Gebraucht wird daher ein Gegenstand für das Ziel und ein Gegenstand für das Problem zu Beginn der Therapie. Von dort ist die Patientin auf dem Weg zum Ziel gestartet. Die Idee ist hier, sich gemeinsam mit der Patientin den bisherigen Therapieverlauf als eine Art Zwischenfazit und dabei die Auswirkungen des Satzes „Ich kann nicht" anzusehen. Es soll so herausgefunden werden, ob sich die Patientin noch auf dem Weg zum Ziel befindet oder ob sie vom Weg abgewichen ist.

4.15.4 Stundenverlauf

Th.: Sie haben mir eben erzählt, dass Sie es einfach nicht hinbekommen, sich abzugrenzen. Dabei haben Sie die Formulierung benutzt „Ich kann nicht". Dazu möchte ich mir nochmal etwas mit Ihnen anschauen. Nehmen Sie bitte einfach 2 Gegenstände aus dem Regal. Ein Gegenstand steht für das Problem, also für die Panikattacken durch mangelnde Abgrenzung und das dadurch hohe zwischenmenschliche Stresslevel für Sie. Sie befürchten, abgelehnt zu werden. Der andere Gegenstand steht für das Ziel, also Sie als selbstbewusste Frau, die sich abgrenzen kann, die mit Ablehnung umgehen kann, die Bitten und Forderungen ablehnen und stellen kann.

- Die Patientin wählt das Stoffeichhörnchen aus dem Film Ice Age für das Problem und einen Holzfuchs als Ziel aus.

Pat.: Ich bin gerade noch so wie der (gemeint ist das Eichhörnchen) hier, weil ich alles möglich mache, um es anderen recht zu machen. Naja, und der schlaue Fuchs, ist ja klar. So wäre ich gerne.

Th.: Hm, Klugheit schützt leider nicht vor dummen Sachen. Vielleicht sind Sie ja schon der schlaue Fuchs. Mal sehen. Stellen Sie die beiden Gegenstände auf den Boden.

Pat.: Also, durch unsere ganzen Stunden weiß ich ja schon, was mein Ziel ist. Die beiden gucken sich an. Und trotzdem werde ich die Panikattacken nicht los.

Th.: Hm. Die beiden stehen jetzt mit 2 m Abstand zueinander da und gucken sich an. Nehmen Sie bitte die Position vom Eichhörnchen ein und sagen zu sich selbst immer wieder „Ich kann nicht".

- Die Patientin tut dies. Nach einigen Wiederholungen frage ich nach.

Th.: Wie fühlt sich das an?

Pat.: Na so ist es ja.

Th.: Ich lege Ihnen auf dem Weg zum Ziel einfach noch ein paar Gegenstände hin. Die symbolisieren „Nein" sagen, auf eine gute Terminplanung achten, Wünsche und Forderungen ablehnen, Wünsche und Forderungen stellen. Ok? Und jetzt blicken Sie die Gegenstände an und wiederholen nochmal die Aussage „Ich kann nicht".

- Die Patientin guckt nun die Gegenstände an und wiederholt die Aussage mehrmals.

Th.: Gibt es da einen Unterschied?

Pat.: Hm, die Terminplanung, da stimmt der Satz nicht mehr so. Aber bei den anderen Gegenständen, da stimmt der Satz noch voll.

Th.: Hilft Ihnen diese Aussage? Also ich meine, wenn Sie „Nein" sagen wollen, ist es hilfreich, sich immer wieder zu sagen…„Ich kann nicht".

- Nach längerem Überlegen verneint die Patientin.

Th.: Wir hatten ja auch schon Ihre Einstellung besprochen. Probieren Sie mal Ihre ermutigenden Selbstinstruktionen aus, während Sie auf die Gegenstände gucken.

- Die Patientin schaut auf die Gegenstände und wiederholt dabei Sätze wie: Ich schaff das, ich kann das, ich darf das…

Th.: Ok, machen Sie nochmal konkret, was Sie schaffen können, was Sie dürfen und was Sie können.

Pat. (mit Blick auf die Gegenstände): Ich kann der Heimkollegin sagen, dass ich Ihre Anfrage diese Woche nicht mehr schaffe. Ich darf Ihre Bitte um Hilfe ablehnen.

- Die Patientin wiederholt noch einige Beispiele. Dies fällt ihr leicht, da wir das schon öfter erarbeitet haben.

Th.: Verändert sich jetzt etwas?

Pat. (gereizt): Ich weiß, dass ich das kann, darf und so weiter. Ich will aber nicht!

Th.: Ok, was meinen Sie damit?

Pat.: Ich habe da so eine Angst davor. Und ich weiß, dass die (gemeint sind Kollegen und Bekannte) dann über mich herziehen, wenn ich mich anders verhalte.

- Die Therapeutin geht an dieser Stelle nicht weiter darauf ein, weil die Vor- und Nachteile von Problemverhalten und Veränderung öfter besprochen worden sind.

Th.: Bei mir kommt an, dass Sie sich dann also lieber für die Panikattacken entschließen. Ist das richtig?

Pat.: Im Grunde schon, aber die will ich auch nicht.

Th.: Ich glaube, ich verstehe Sie. Sie wollen weder das Problem noch den Weg zum Ziel. Sie wollen einfach nur das Ziel?

Pat. (grinsend): Wenn das geht, genau. Das wäre gut.

Th.: Ja, das wäre schön. Ich weiß aber nicht, wie das funktionieren soll. Zum Ziel kommen, ohne den Weg dahin zu laufen.

- Die Patientin stutzt bei dieser bildhaften Metapher, lächelt dann. Nach einer Weile fragt die Patientin nach.

Pat.: Und nun?

Th.: Hm, Sie behalten die Panikattacken. Sie haben die Wahl, ob Sie das Ziel erreichen oder nicht. Bei den Panikattacken und dem Schwindel haben Sie diese Wahl leider nicht. Ihr Körper nimmt keine Rücksicht auf das, was Sie wollen oder nicht. Er reagiert einfach auf den Stress. Sie müssen beim Problem stehenbleiben.

Pat.: Das ist doch Kacke.

Th.: Ja.

Pat.: Soll ich hier stehenbleiben?

Th.: Also im wahren Leben ist das einfach so. Sie bleiben stehen. Ich setze mich mal hin, so als Symbol dafür, dass ich keine weiteren Möglichkeiten für Sie habe. Mir bleibt nur noch übrig, Ihnen beim Verweilen beim Problem zuzusehen. Außerdem tut mir langsam der Rücken vom Rumstehen weh. Da will ich mal für mich sorgen und mich setzen (lächelnd), obwohl Sie stehenbleiben. Schließlich muss ich ja mit gutem Beispiel vorangehen.

Pat.: Was meinen Sie?

Th.: Naja, mein Rücken tut weh, also setze ich mich. Ich sorge für mich, obwohl Sie das bestimmt nicht prickelnd finden, da so alleine rumstehen zu müssen.

Pat.: Ich setze mich jetzt auch.

Th.: Ich bitte Sie, dass Sie noch eine Weile stehenbleiben.

Pat.: Wieso?

Th.: Ich möchte noch wissen, was für Gefühle bei Ihnen hochkommen, wenn ich jetzt hier sitze und nur noch zusehen kann, dass Sie da stehen.

Pat.: Beschissen.

Th.: Weil ich sitze?

Pat.: Das fühlt sich auch nicht gut an, aber eher, weil ich merke, es gibt keine andere Möglichkeit, als diese Schritte (macht eine freudlose Bewegung mit der Hand zu den Gegenständen vor sich, die zwischen ihr und dem Ziel liegen) zu machen.

Th.: Und? Wollen Sie jetzt diese Schritte gehen?

Pat.: Nein.

Th. (lächelnd): Ist Ihnen eigentlich bewusst, wie oft Sie zu mir Nein gesagt haben? Das gebe ich Ihnen für heute mal mit nach Hause. Unsere Stunde ist vorbei.

4.15.5 Fazit

Ein gutes Beispiel dafür, dass der Einsatz von Impact-Techniken auch keine Wunder bewirkt. Manche alten Muster sind massiv verfestigt und Veränderungen hoch angstbesetzt. Diese Art des Arbeitens empfindet die Autorin als psychohygienisch wertvoll. Die Verlockung oder die Gefahr, mehr als der Patient zu arbeiten, ist so deutlich zu stoppen. Auch für Patienten ist dies ein sehr eindrückliches Signal, dass eine Grenze in der Psychotherapie erreicht ist. Entweder der Patient schafft es, seine Ängste weiter zu überwinden, oder die bis dahin erreichten Fortschritte sind das aktuell Schaffbare.

Dass die Therapeutin sich selbst gesetzt hat, ist ein sich selbst gesetztes Stopp-Signal, um nicht zum X. Mal eine Wiederholung zu präsentieren. Das wäre weder für Patienten noch für Therapeuten ein gutes Gefühl. Die Autorin möchte an dieser Stelle darauf hinweisen, dass Wiederholungen ein wichtiges Arbeitsmittel sind. Dieses konsequente Stopp zu setzen ist angezeigt, wenn eine weitere Wiederholung aus therapeutischer Sicht nicht nur wirkungslos, sondern sogar kontraindiziert in Bezug auf die Entwicklung der Patienten sein könnte.

Dieses Hinsetzen der Therapeutin und gleichzeitig das Stehenlassen der Patientin, macht sichtbar, dass von therapeutischer Seite aus keine neuen Techniken mehr kommen.

Andere Varianten wären, dass der Satz „Ich kann nicht" auf einen Zettel geschrieben wird. Patienten sollen sich den Zettel dann ganz dicht vor das Gesicht halten. So wird fühlbar, was für eine verheerende Wirkung die Konzentration auf einen ungünstigen Satz hat. Von der Umwelt nimmt man dann kaum noch was war. Es ist sehr variabel, was auf so einen Zettel stehen kann. „Ich bin nicht liebenswert"/„Ich bin zu langweilig"/„Ich will nicht" sind nur Beispiele von unendlich vielen Möglichkeiten. Therapeuten können mit den Patienten durch den Raum laufen, während die Patienten nichts außer ihren Satz sehen. Es kann auch wieder gefesselt oder mit dem Becher gearbeitet werden. Wirkungsvoll ist auch, wenn Therapeuten ihre Patienten bitten, einige Dinge aufzuzählen, die sie wieder nicht geschafft haben. Dabei reißt der Therapeut jedes Mal ein Stück von einem Blatt Papier ab, welches symbolisch für den Patienten steht. Niemand möchte zerrissen werden. So kann spürbar gemacht werden, wie sich Patienten selbst „zerstören", wenn sie sich selbst entmutigen. Wahlweise kann das Papier zerknüllt werden.

4.15.6 Querverweis

Eine länger zurückliegende Einzeltherapiestunde mit dieser Patientin finden Sie im Fallbericht 4.14. Eine weitere Gruppentherapiesitzung mit der Patientin finden Sie im anschließenden Fallbericht 4.16.

4.16 Impact-Technik zur Zielanalyse in einer Gruppentherapie

In diesem Fallbericht wird der Einsatz einer einfachen Impact-Technik in einer Gruppentherapiesitzung beschrieben. Mit ein und derselben Übung können für jeden Patienten einer Gruppe andere Aspekte sichtbar gemacht werden. Oft ist Patienten gar nicht richtig klar, welches Ziel sie ansteuern wollen, wohin die therapeutische Reise gehen soll. Oft kann ein Ziel erst im Laufe einer Therapie klar formuliert werden, weil Patienten durch psychoedukative Arbeit wichtiges Wissen erlangt haben, welches zur Änderung des ursprünglichen Ziels führt. Attraktiv an der folgenden beschriebenen Impact-Technik ist ihr vielfältiger Einsatz und ihre Einfachheit der Durchführung.

4.16.1 Patientenvorstellung

In der beschriebenen Gruppentherapiesitzung sind 4 von 5 regulären Teilnehmern anwesend.

Patient D ist ein Mitte 60-jähriger Mann, der wegen einer rezidivierenden depressiven Erkrankung mit vulnerablen narzisstischen Zügen bei mir in Behandlung ist. Er war bereits mehrmals stationär und ambulant in Behandlung. Zu ihm ist bei Interesse eine Einzeltherapiesitzung im Fallbericht 4.4 in meinem Fallberichtebuch (Vader 2023) nachzulesen.

Patientin „Silke" ist wegen massiver Panikattacken vor dem Hintergrund eines sehr geringen Selbstwertes in Behandlung. Diese Patientin ist aus den Fallberichten 4.14 und 4.15 bekannt.

Patient 3 ist ein junger depressiver Mann mit narzisstischen Zügen vom vulnerablen Typ.

Diese 3 Patienten arbeiten schon länger miteinander. Auch hier ist eine frühere Gruppentherapiesitzung bei Interesse im Fallbericht 5.1 in meinem Fallberichtebuch (Vader 2023) nachzulesen. Die „Bezeichnungen/Namen" der Patienten stimmen für die Nachvollziehbarkeit überein. Etwa 5 Monate vor dieser Gruppentherapiesitzung ist eine junge Studentin mit leichten depressiven Beschwerden und damit einhergehender Selbstunsicherheit zur Gruppe hinzugekommen.

4.16.2 Stundenanliegen

In der Eingangsrunde berichtet Patientin „Silke" aufgeregt, dass Sie es nun endlich geschafft habe, sich im Alltag immer wieder darauf zu konzentrieren, was sie wolle, statt immer im Blick zu haben, was sie nicht wolle. Die letzte Einzeltherapiestunde mit der Arbeit zu Werten habe viel bei ihr ausgelöst. Sie möchte wissen, wie sie diesen eingeschlagenen Weg festigen kann. Die anderen 3 Gruppenmitglieder haben keine Themen für diese Runde. Da die anderen Mitpatienten von Silkes Schwung offensichtlich berührt sind, schlägt die Therapeutin eine Gruppenarbeit zur Zieldefinition vor. Dabei sind verschiedene Aspekte wichtig, z. B. „Was will ich?", „Worauf konzentriere ich mich im Alltag?", „Was ist mir wichtig?", „Welche Werte möchte ich leben?", „Meine Bedürfnisse achten und durchsetzen". Diese Thematik wird von der Gruppe angenommen.

4.16.3 Entwicklung der Impact-Technik für diese Stunde

Patienten leben oft mit klarem Blick auf Vermeidungsziele. Sie haben immer im Hinterkopf, wen sie nicht verletzen wollen, von wem sie nicht abgewertet werden wollen. Dabei verstricken sie sich in Gedanken und Gefühlen und verlieren ihre Annäherungsziele aus dem Blick. Als Bild verstanden, starten Patienten zu Therapiebeginn oft gefangen durch den Blick auf Vermeidungsziele. In der Therapie werden dann Annäherungsziele entwickelt, die Patienten ein ziel- und werteorientiertes und damit erfülltes Leben ermöglichen sollen. Wie können Annäherungs- und Vermeidungsziele sichtbar gemacht und dadurch eine Stärkung der Annäherungsziele erreicht werden?

Mit zwei unterschiedlichen Gegenständen können die verschiedenen Zielarten sichtbar gemacht werden. Eine Stärkung der ganz individuellen Annäherungsziele ist durch eine Konzentration auf diese mit möglichst vielen Sinnen zu erreichen. Das bedeutet, dass die Annäherungsziele zumindest gesehen und gespürt werden müssen. Weitere Gegenstände können für unterschiedliche Aspekte der Annäherungsziele als haptische Reize gespürt werden. Des Weiteren kann durch die Positionierung der Patienten zwischen den beiden Zielarten (stehen Patienten näher beim Vermeidungs- oder Annäherungsziel), durch die Körperhaltung (stehen sie aufrecht und stark oder eher geschwächt bei einem der beiden Zielarten), durch die Blickrichtung (welches der beiden Ziele blicken sie an, geht der Blick in die Zukunft zum Annäherungsziel oder zurück in die Vergangenheit zum Vermeidungsziel?) und die Richtung der Füße (die Füße zeigen die Richtung an, in die ein Mensch gehen möchte) interozeptive Reize gesetzt werden. Dies ermöglicht Patienten, einfach zu spüren, ob sie sich in dieser Position wohlfühlen oder ob sie noch etwas benötigen, um zum Annäherungsziel zu kommen. Die Interozeption findet größtenteils unbewusst statt, sodass unsichere oder ängstliche Patienten ungewollt in eine Körperhaltung gehen, die dem Gehirn signalisiert, dass eine Art Gefahr droht. Das führt dann zu Unwohlsein. Deswegen ist es der Autorin wichtig, dass die Patienten lernen, ihre eigene Interozeption günstig zu beeinflussen, indem sie auf ihre Körperhaltung und Blickrichtung achten.

4.16.4 Stundenverlauf

Für jeden Patienten wurde individuell das Annäherungsziel konkretisiert. Für die Beschreibung der Impact-Technik ist das ganz individuelle Annäherungsziel für die einzelnen Patienten an dieser Stelle sekundär, sodass sie nicht explizit aufgeführt werden.

Th.: Gut, dann machen wir heute eine Gruppenarbeit. Das war eine intensive längere Eingangsrunde. Frau „Silke", Sie haben nun alle mit Ihrem Schwung angesteckt und bei jedem Teilnehmer etwas ausgelöst, sodass wir heute für alle an der eigenen Zieldefinition arbeiten. Ich lege den roten und den gelben Igelball auf den Boden (es sind ca. 2 m dazwischen). Sie wissen ja, rot steht für „ungut" und gelb steht für „gut". Das haben wir schon öfter benutzt.

- Die Gruppenmitglieder nicken zustimmend. Das Konzept der zwei unterschiedlichen Arten von Positionen ist ihnen bekannt.

Th.: Ich bitte Sie, dass Sie sich nun einfach mal so positionieren, dass wir sehen können, wie Sie zum roten und gelben Ball stehen. Sie wissen schon, wir fangen einfach an und entwickeln es zusammen.

Silke: Gut, ich bin so aufgeregt, ich fange gleich an. Gestern habe ich noch kurz überlegt, ob ich heute überhaupt kommen kann, weil ich so aufgeregt bin. Das ist ein totaler Umbruch.

Th.: Da freue ich mich für Sie. Sie kämpfen ja auch schon eine ganze Weile für sich. Was macht der Schwindel?

Silke: Der ist ganz stark, aber irgendwie auch vor Freude, und ich fange jetzt an, ich muss mich bewegen. Ich weiß aber gar nicht so richtig, wie ich das zeigen soll. Ich habe ja das Gefühl, dass ich zwischen den Bällen hin- und herlaufe.

Th.: Können Sie das bitte mal zeigen? Also laufen Sie mal so zwischen den Bällen hin und her, wie Sie es meinen.

- Silke stellt sich ganz dicht vor den gelben Ball, mit Blick auf den Ball. Der rote Ball liegt 2 m hinter ihr.

Silke: Also das ist ganz neu für mich. Und den ganzen Tag, da denke ich wie sonst auch... das kotzt mich an oder... die soll mich in Ruhe lassen... oder ich habe jetzt keine freien Termine mehr, wie sage ich es ihr. Wenn die Gedanken kommen...

- Während „Silke" das sagt, läuft sie zum roten Ball, stellt sich zu ihm mit Blickrichtung auf den gelben Ball.

Silke: Also, wenn diese Gedanken kommen, dann sage ich mir, ok, was will ich denn nun. Und dann überlege ich, was ich tun muss, damit mich das nicht mehr ankotzt oder wie ich mich abgrenzen kann und so. Verstehen Sie?

Th.: Ich sage Ihnen, was ich sehe. Sie stehen an unterschiedlichen Stellen zwischen dem roten und dem gelben Ball, konzentrieren sich aktuell aber durchgehend auf den gelben Ball, also auf das, was Sie wollen. Und dann gibt es ganz viele Situationen, in denen Sie jedes Mal aufs Neue ganz bewusst zum gelben Ball laufen, indem Sie sich ständig dran erinnern müssen, dass Sie sich auf das konzentrieren müssen, was Sie wollen.

Silke: Ja genau. Das ist ziemlich anstrengend. Aber ich mache das jetzt einfach. Ich weiß, wir haben das schon oft bearbeitet, aber JETZT mache ich das einfach, obwohl ich Angst habe.

Th.: Wichtig ist, dass Sie den gelben Ball nicht aus den Augen verlieren. Sie können ruhig hin- und herlaufen, wer kennt schon alle Situationen und weiß immer, was er will. Wie heißt bei Ihnen der gelbe Ball?

Silke: Ich mach das, also zum Beispiel keine zusätzlichen Termine vergeben, obwohl ich Angst habe, weil ich die Panikattacken loswerden will. Ich will mich wohlfühlen und die Dinge tun können, die notwendig sind, damit es mir gut geht. Und ich habe auch kapiert, dass die negativen Gedanken immer wiederkommen und ich immer wieder zum gelben Ball laufen muss. Das ist ok.

Th.: Genau, die Defusion (sich von negativen Gedanken distanzieren, statt mit ihnen zu verschmelzen). Das machen Sie gut. Wenn hinderliche Gedanken kommen, dann ziehen lassen und sich weiter auf den gelben Ball konzentrieren. Bei dem Hin- und Hergelaufe würde mir auch schwindelig werden.

Silke (grinsend): Hm, der Schwindel geht, wenn ich beim gelben Ball zur Ruhe gekommen bin.

Th.: Genau. Reicht Ihnen das so oder brauchen Sie noch was?

Silke: Nein, das reicht. Ich konzentriere mich auf den gelben Ball. Dass bleibt.

Th.: Nehmen Sie bitte trotzdem noch für die neuen Verhaltensweisen jeweils einen Gegenstand, hier ist der Karton mit den ganzen Sachen.

- Die Patientin wählt insgesamt 4 Gegenstände für neu angewandte Verhaltensweisen.

Silke: Ah, das fühlt sich doch nochmal anders an.

Th.: Hm, vielleicht können Sie ja im Alltag einen fühlbaren Talisman zum Erinnern an die neuen Verhaltensweisen bei sich tragen.

Silke: Mal sehen, ich überlege mir was.

Th.: Ok, wer möchte weitermachen?

Pat. D: Also ich. Ich überlege schon die ganze Zeit, wo ich stehe.

Th.: Sie wissen ja, aufstehen und reinfühlen. Das hilft.

Pat. D (lächelnd): Ja. Also ich stehe jetzt inzwischen meistens hier beim gelben Ball.

- Der Patient steht mit Blick auf den gelben Ball ca. 40 cm vor dem gelben Ball. Der rote Ball liegt im Rücken.

Pat. D: Und dann gibt es aber doch immer wieder Situationen, bei denen habe ich das Gefühl, ich bin wieder hier beim roten Ball.

- Der Patient stellt sich zu roten Ball. Der Blick schweift zwischen dem roten Ball und dem gelben Ball hin und her.

Th.: Ist das schlecht für Sie?

Pat. D: Naja, ich grübele dann, wie ich es haben will. Aber mir fällt nichts ein.

Th.: Ich hatte ja bei Frau Silke erklärt, dass es immer wieder Situationen im Leben gibt, die neu sind. Da brauchen wir eben länger, um rauszufinden, wie wir es haben wollen und wie wir das erreichen.

Pat. D: Hm, stimmt. Ja, ich habe das vorhin gehört. Jetzt wo ich hier stehe... ja das fühlt sich so an... ich brauche Zeit, bis ich eine Idee habe. Hm, hm... ich darf mir die Zeit auch zugestehen?

Th. (mit Blick in die Runde zu den Mitpatienten): Ja. Kennen Sie das auch? Dass man manchmal eben länger überlegen muss, bis man weiß was man will?

- Die Mitpatienten nicken zustimmend.

Th.: Ok. Hier ist es wichtig... seien Sie wohlwollend zu sich und gestehen Sie sich die Zeit zu, die Sie zur Ideenentwicklung brauchen.

Pat. D: Hm, das fühlt sich gut an. Ich merke auch, wenn ich hier stehe und mir das sage... Ich gestehe mir die Zeit zu, die ich brauche... dann hebt sich mein Blick und ich sehe den gelben Ball und dort verweilt mein Blick.

Th.: Gut, dann wählen Sie sich bitte einen Gegenstand für die innere Erlaubnis, sich die Zeit nehmen zu dürfen, die Sie brauchen. Und nehmen Sie noch einen Gegenstand für den wohlwollenden Umgang mit sich selbst. Also für sowas wie... Ermutigung statt Abwertung, zu sich stehen statt Selbstzweifel... oder so ähnlich.

- Pat. D wählt 3 Gegenstände und formuliert einen konkreten Satz zu jedem Gegenstand.

Th.: Ok, dann nehmen Sie sich noch einige Augenblicke Zeit, um mit den Gegenständen beim roten Ball zu stehen und nachzuspüren, wie sich das anfühlt.

Pat. D: Hier so...(legt eine Hand auf die Herzgegend).

Th.: Hm, Sie sind ganz bei sich und erlauben sich das.

Pat. D: Ja genau, wenn ich mir die Erlaubnis gebe, dann sehe ich den gelben Ball und behalte ihn im Blick, das beruhigt mich. Beim roten Ball zu stehen, fühlt sich jetzt nicht mehr bedrohlich an, sondern so wie... naja, so wie an einer Wegkreuzung sich neu orientieren.

Th.: Gut, dann nehmen Sie sich noch einige Atemzüge Zeit, um das zu genießen und abzuspeichern. ...Brauchen Sie noch was?

- Der Patient schüttelt den Kopf und setzt sich wieder hin.

Th.: Ok, wer macht weiter?

Pat. 3: Ich mache weiter. Aber ich stehe glaube ich, ganz anders da.

Th.: Das ist in Ordnung. Sie sollen ja auch nicht alle gleich dastehen.

• Der Patient stellt sich mittig zwischen die beiden Bälle, sodass diese jeweils
  neben ihm liegen. Er blickt also auf keinen Ball.

*Th.: Sieht aus, als würden Sie sich nicht entscheiden können. Habe ich schon mal
gesagt... „Wo die Füße hinzeigen, da geht es lang"? Also Sie gehen weg von den
Bällen.*

*Pat. 3: Hm, dabei dreht er sich zum gelben Ball. Wissen Sie, es geht nicht in erster
Linie um die Bewerbung (er bemüht sich aktuell um einen Nebenjob). Ich kümmere
mich um die Tagesstruktur. Wenn die klappt, das tut mir gut und dann klappt das
auch von alleine mit der Bewerbung.*

*Th.: Ok, Sie haben sich jetzt zum gelben Ball gedreht. Es ist Ihnen wichtig, die
Tagesstruktur einzuhalten, sich überhaupt eine zu geben. Können Sie mir mal ein
Beispiel nennen, was durch die Tagesstruktur klappt?*

• *Der Patient fängt an, Beispiele aufzuzählen.*

*Th.: Moment, das war zu schnell. Ich gebe Ihnen einfach mal für jedes Beispiel
einen Gegenstand in die Hand. Wiederholen Sie nochmal Ihre Beispiele.*

• Der Patient wiederholt seine Beispiele und fügt noch welche hinzu. Für jedes
  Beispiel erhält er einen Gegenstand in die Hand…einen Ritter, einen Würfel,
  einen Fuchs, eine Wäscheklammer, ein kleines weißes Schaf, ein Minion und
  eine Matroschka. Er braucht am Ende beide Hände zum Halten der Gegenstände.

Th.: Das sieht ganz schön viel aus, was Sie durch die Struktur schaffen.

*Pat. 3: Das fühlt sich auch gut an. Also ich habe hier zwei Hände voll mit Dingen,
die gut klappen. Das war mir gar nicht so bewusst. Und das, obwohl ich es
besonders schwer habe.*

*Th.: Wissen Sie, für mich ist das auch interessant, mal zu sehen, dass Sie schon
so vieles gut schaffen. Wenn Sie schildern, wie es Ihnen geht, dann klingt das
manchmal, als würde überhaupt nichts gut laufen. Wenn ich Sie jetzt mit zwei
vollen Händen vor mir stehen sehe, das freut mich richtig für Sie.*

• Die Teilnehmer nicken zustimmend und geben kurze bestätigende Rückmeldungen dazu.

Pat. 3: Mir geht es richtig gut damit. Es überrascht mich selbst, das mal so zu sehen. Das fühlt sich gut an.

• Patient 3 blickt gerührt auf seine vollen Hände.

Th.: Wie ist das denn jetzt so mit dem roten Ball?

Pat. 3: Der spielt weniger eine Rolle, und es tut mir gut, beim gelben Ball stehenzubleiben. Dabei helfen mir die Gegenstände in den Händen, weil die mich beschäftigen.

Th.: Genießen Sie das noch einige Augenblicke, und wenn es Ihnen ausreicht, dann können Sie sich wieder setzen. Danke.

• Der Patient bleibt noch einige Augenblicke stehen und setzt sich dann.

Th.: Wie sieht es mit Ihnen aus (zur Studentin gewandt)?

Studentin (beim Aufstehen): Also ich habe schon die ganze Zeit überlegt, ich stand am Anfang der Therapie hier (stellt sich in die Nähe des roten Balles) und dann bin ich ziemlich kontinuierlich zum gelben Ball gekommen. Ich glaube, dass ich hier stehe (ca. 50 cm vor dem gelben Ball mit Blick auf den Ball). Letztens bin ich wieder dem Mitstudenten begegnet, der so unangenehm ist. Da ist es mir echt schwergefallen, mich abzugrenzen. Aber sonst, stehe ich mehr beim gelben Ball.

Th.: Vielleicht bleibt es bei einigen Mitmenschen immer unangenehm, sich abzugrenzen.

Studentin: Wie meinen Sie das?

Th.: Es gibt Mitmenschen, in deren Gegenwart wir uns unwohler fühlen als in der Gegenwart von anderen Mitmenschen. Das ist sehr menschlich. Wenn wir uns wohler und sicherer fühlen, dann fällt meistens die Abgrenzung auch leichter.

Studentin: Ah, ich dachte, ich muss das immer gut hinbekommen.

Th.: Naja, das wäre schon schön. Wenn Sie sich nun erlauben, dass Ihnen die Abgrenzung nicht immer gleich gut gelingen muss, was macht das mit Ihrer Position zum gelben Ball?

Studentin: Na, wenn Sie mich so fragen… dann fühle ich mich jetzt sicherer beim gelben Ball angekommen. Also ich bleibe hier stehen, bin aber nicht mehr so skeptisch, dass ich zum roten Ball schwanke, weil ich die Abgrenzung zu ihm nicht so gut hinbekomme.

Th.: Bei mir ist jetzt angekommen... wenn ich wohlwollend zu mir bin, dann bin ich sicherer beim gelben Ball.

Studentin: Ja genau. Und gerade fühle ich mich auch nochmal sicherer, dass ich jetzt mit der Therapie aufhöre. Als Sie mich gefragt haben, ob ich die Kurzzeittherapie Teil 2 noch will, da habe ich ja schon drüber nachgedacht. Aber ich fühle mich jetzt schon eine Weile gut. Und ich nehme mir jetzt gerade mit, ich muss nicht alles gleich gut und gleich leicht können, trotzdem geht es mir gut.

Th.: Gut, dann wählen Sie bitte für diesen Satz einen Gegenstand und halten den, während Sie beim gelben Ball stehen bleiben.

Studentin: Hm, genau. Jetzt ist mir der Satz bewusster.

Th.: Das klingt gut. Ok, brauchen Sie noch etwas?

Studentin: Nein. Ich habe mir bei den anderen jetzt schon mitgenommen, dass ich auch mal wieder beim roten Ball stehen kann. Wenn ich den Blick zum gelben Ball habe, dann ist das in Ordnung. Hauptsache, ich kümmere mich darum, dass es mir gut geht, dass ich wieder zum gelben Ball komme.

Th.: Genau. Also dann können Sie sich wieder setzen. (An die Gruppe gewandt) Ich danke Ihnen wieder für Ihre intensive Mitarbeit und Ihre Offenheit. Geben Sie mir bitte noch eine Rückmeldung zur heutigen Runde. Was Sie sich mitnehmen, ob noch etwas hängt?

- Die Teilnehmer geben ihre Rückmeldungen, die nochmal einen kurzen Austausch über das Gesehene und dabei Gefühlte beinhalten. Für alle 4 Patienten ist die Auseinandersetzung mit dem Annäherungsziel eine wichtige Wiederholung mit neuen Erkenntnissen gewesen.

4.16.5 Fazit

Zwei Gegenstände können für unendlich viele Standpunkte oder Themen stehen. So können beispielsweise alle Themen bearbeitet werden, die 2 Pole haben, wie „Ich bin minderwertig" vs. „Ich bin in Ordnung, wie ich bin" oder „Ich wende mich dem Leben zu" vs. „Ich wende mich dem Tod zu" (z. B. bei Suizidalität oder nach dem Verlust einer geliebten Person), „Ich gehe wohlwollend mit mir um" vs. „Ich werte mich ab" usw.

Um mit diesen zwei unterschiedlichen Polen zu arbeiten, benötigen die 2 Gegenstände, welche für die unterschiedlichen Pole darstellen, keine Blickrichtung. Hier wird die Einstellung der Patienten durch die eigene Position, durch die eigene Blickrichtung und Körperhaltung deutlich.

In der ACT (Akzeptanz- und Commitment-Therapie) beschreibt Russ Harris (Harris, 2013) in seinem Buch immer wieder, wie wichtig es ist, sich damit auseinanderzusetzen, was ein gesundes und wohltuendes Ziel ist. Sich immer wieder darauf zu konzentrieren, was guttut, ist wesentlich für das psychisches Wohlbefinden. In diesem Fallbericht symbolisiert der gelbe Ball das Annäherungsziel. In der Übung wurde für jeden Teilnehmer erarbeitet, was hilfreich sein könnte, um im Alltag mehr oder sicherer mit dem gelben Ball, mit dem Annäherungsziel in Kontakt zu bleiben. Hilfreich ist es immer, Möglichkeiten der Verankerung zu erarbeiten, damit Patienten so oft wie möglich im Alltag an das Hilfreiche oder die neue Verhaltensweise erinnert werden.

In der oben beschriebenen Impact-Technik wurde für 4 Patienten individuell am eigenen Annäherungsziel gearbeitet. Jeder Patient konnte neue Informationen für sich mitnehmen, die durch das Fühlen erarbeitet wurden und dadurch nachhaltig im Körpergedächtnis abgespeichert werden. Es gibt Patienten, die in einer Übung direkt sowas sagen, wie „Ich muss da nochmal zurückgehen und nachspüren" oder „Ich brauche noch einen Moment, damit ich das Gefühl mitnehmen kann". Empfehlenswert ist es, genügend Zeit zum Nachfühlen zu geben und nachzufragen, wo im Körper was zu spüren ist. Auch das Nachfühlen in verschiedene Positionen ist wichtig, um körperlichen Veränderungen nachspüren zu können. Oft ist an der Körperhaltung der Patienten zu erkennen, ob eine Position wohltuend ist oder nicht, obwohl sie es selbst nicht spüren oder benennen können. Dann ist es für diese Patienten hilfreich, eine Rückmeldung vom Therapeuten zur Körperhaltung zu bekommen. Wenn es um Ressourcen oder erreichte Erfolge geht, empfiehlt die Autorin, für jede Aufzählung einen Gegenstand halten zu lassen. Dann kommen mehr Gegenstände zusammen und Patienten können mehr Erfolge oder Ressourcen spüren. Das ist ein sehr stärkendes Gefühl.

4.16.6 Querverweis

Eine länger zurückliegende Einzeltherapiestunde mit der Patientin „Silke" ist im Fallbericht 4.14, eine vorhergehende Gruppentherapiesitzung mit dieser Gruppe ist im Fallbericht 4.15 zu lesen.

4.17 Problemanalyse in einer emotional hoch belasteten Stimmung

Dieser Fallbericht beruht auf dem Inhalt einer zweiten Sitzung einer Neuaufnahme. Egal, ob Patienten sich neu vorstellen oder schon länger bei uns in Behandlung sind, es kommt immer wieder vor, dass Patienten mit einem hohen Erregungslevel zur Sitzung kommen. Ein zu hohes Erregungslevel lässt aufgrund der übererregten Synapsen keine nachhaltigen Lerneffekte zu. Dieser Effekt ist schon lange aufgrund der Ergebnisse bei der Konfrontation mittels der Flooding-Vorgehensweise bekannt. Die gestufte Konfrontation ermöglicht es, ein

Erregungslevel zu halten, welches lerntheoretisch gute Ergebnisse zulässt. Auf diesen Fallbericht übertragen bedeutet dies, dass die beschriebene Impact-Technik der Regulierung des Erregungslevels diente und somit eine Problemanalyse möglich war.

4.17.1 Patientenvorstellung

Die Patientin (27) stellt sich wegen depressiver Beschwerden zur Therapie vor. Mit ihrem Abitur habe sie sich ein Studium nicht zugetraut, da ihre Noten nicht besonders gut gewesen seien. Nach einer gastronomischen Ausbildung habe sie als Kellnerin im Schichtbetrieb viel an Feiertagen und Wochenenden gearbeitet. Sie begann im Rahmen einer beruflichen Neuorientierung eine Finanzierungsmöglichkeit zu suchen, um doch noch ein Studium realisieren zu können. Dies gelang ihr, sei jedoch hoch angstbesetzt gewesen, wodurch sie vor 3 Jahren in die erste depressive Phase gerutscht sei. Mithilfe der Therapie sei es ihr wieder besser gegangen, sodass sie wieder am sozialen Leben teilnahm und vor 2 Jahren ihren heutigen Freund kennenlernte. Für das Studium musste sie an den ca. 300 km entfernten Studienort ziehen. Das Paar führt seitdem eine Wochenendbeziehung, was die Patientin sehr belaste. Aus finanziellen Gründen arbeite sie an einigen Wochenenden als Kellnerin beim ehemaligen Arbeitgeber im Heimatort, was die gemeinsame Zeit für das Paar stark reduziere, sodass sie Angst habe, dass er sie verlässt. Die Patientin fühle sich zerrissen zwischen Studium, nebenbei Geld verdienen, Zeit für den Partner und auch Zeit für die Freunde am Heimatort und am Studienort zu haben. Die Patientin wird beim Berichten immer schneller und hektischer und wirkt zunehmend belasteter. Auf die Frage nach ihren Beschwerden beklagt sie multiple psychosomatische Beschwerden und berichtet immer wieder, dass sie allen gerecht werden wolle und es doch schaffen müsse, so viel sei das doch alles nicht. Ihre Erregung ist inzwischen so gestiegen, dass sie vor weinen kaum noch reden kann.

4.17.2 Stundenanliegen

Die Patientin kann kein eigenes Stundenanliegen formulieren. Daher möchte die Autorin vorerst das Erregungslevel senken, um eine Problemanalyse durchführen zu können. Dies war der Autorin zu diesem Zeitpunkt wichtig, da sich ihr der Eindruck aufdrängte, dass die Patientin jedes Mal bei der Schilderung ihrer Beschwerden in eine hohe Erregung rutscht und so das Erarbeiten hilfreicher Strategien jedes Mal nur weiter verschoben werden würden.

4.17.3 Entwicklung der Impact-Technik für diese Stunde

Um die Erregung abzubauen, wäre eine Arbeit nur mit Gegenständen nicht aus-reichend. Aus Sicht der Therapeutin ist Bewegung notwendig, um die Erregung auf ein gutes Arbeitslevel abzusenken. Das Bauchgefühl der Therapeutin geht in Richtung einer verstrickten Prioritätensetzung, die zu einer anhaltenden Über-forderung führt und damit zu einer erneuten depressiven Phase. Wie kann eine anhaltende Überforderung durch eine verstrickte Prioritätensetzung sichtbar gemacht werden? Aus den Schilderungen der Patientin ist eine Veränderung von einem hin zu 2 Lebensmittelschwerpunkten deutlich geworden. Es geht um einen Anstieg von Aufgaben und Anforderungen, die in der Summe zu viel geworden sind. Die Aufgaben und Anforderungen können mit unterschiedlichen Gegen-ständen dargestellt werden. Um eine Analyse der Veränderung vornehmen zu können, müssen der Studienort und der Heimatort als sichtbare Plätze im Therapieraum vorhanden sein. Es werden also 2 Gegenstände für die Orte und mehrere Gegenstände für die Aufgaben und Anforderungen benötigt.

4.17.4 Stundenverlauf

- Während die Patientin hoch erregt berichtet und sich in Wiederholungen und noch mehr Details verfängt, steht die Therapeutin auf.

Th.: Ich möchte Ihnen zeigen, was bisher bei mir angekommen ist. Dazu nehme ich diesen Weihnachtmann und diese Minionfigur. Den Weihnachtsmann stelle ich hierhin und in 2 m Entfernung stelle ich die Minionfigur hin. Der Weihnachts-mann steht für Ihren Heimatort. Hier lege ich noch diese rote Klammer als Symbol für Ihren Freund, 4 kleine Häschen für Ihre Freunde und das Schwein für den stundenweisen Job bei Ihrem alten Chef hin.

- Während die Therapeutin die Gegenstände auf dem Boden aufbaut und erklärt, wofür sie stehen, hört die Patientin interessiert zu, weint und schluchzt jedoch weiter.

Th.: Nun zum Minion. Das steht für Ihren Studienort. Auch hier kommen 2 kleine Häschen hin, die für Ihren kleinen Freundeskreis hier am Studienort stehen.

- Die Patientin nickt und ist deutlich ruhiger geworden.

Th.: Kommen Sie bitte hierher zu mir zum Weihnachtsmann.

- Die Patientin stellt sich neben die Therapeutin, die nochmal die Bedeutung der Gegenstände erklärt. Dies tut sie, weil sie davon ausgeht, dass in dem erregten

Zustand die ersten Erklärungen teilweise untergegangen sind. Die Patientin nickt dann auch zum Verständnis.

Th.: Und nun laufen wir beide zum Studienort. Hier sind 2 Freundinnen, ihr Studium und Ihre WG.

- Die Patientin nickt wieder und dreht sich dabei zum Weihnachtsmann um.

Th.: Hm, so zur Ruhe kommen Sie hier am Studienort nicht.

Pat.: Naja, ich vermisse meinen Freund. Wir sind 2 Jahre zusammen und 1 Jahr bin ich nun schon hier zum Studium. Ich habe Angst, dass die Beziehung das nicht aushält.

Th.: Das verstehe ich. Gibt es denn einen Grund, dass Sie diese Angst haben?

Pat.: Nein. Er hat mich schließlich auch ermutigt, diesen Weg zu gehen.

Th.: Ok, Sie könnten hier etwas ruhiger sein und den Blick nicht zurückrichten.

Patientin: Wie meinen Sie das? Was hat das mit dem Blick zu tun?

Th.: Lassen Sie uns mal zurück zum Weihnachtsmann gehen. Wenn Sie hier am Heimatort sind, dann sind Sie mit Ihrem Freund zusammen und unternehmen was mit Ihren Freunden, manchmal kellnern Sie noch. Und nun ist Sonntagabend oder Montag früh und Sie verabschieden sich und fahren zum Studienort zurück. Lassen Sie uns gemeinsam zum Minion, also zum Studienort gehen. Ok. Und hier bleiben Sie in der Laufrichtung stehen. Das heißt, Sie sind durch den Blick nach hinten nicht abgelenkt. Sie konzentrieren sich hier auf Ihr Studium und auf Ihren kleinen Freundeskreis.

Pat.: Hm, ja aber ich wäre viel lieber bei ihm, mit ihm zusammen.

Th.: Klar. Durch den Blick nach hinten sind Sie aber weder hier am Studienort so richtig da, noch sind Sie am Heimatort bei Ihrem Freund. Es zerreißt Sie. Sehen Sie, wie Sie stehen. Die Füße zeigen nach vorne, Ihr Blick richtet sich nach hinten. Das ist irgendwie verdreht, unbequem.

Pat.: Ja, ok. Das stimmt. Und jetzt?

Th.: Naja, jetzt sind wir ja am Studienort. Stellen Sie sich vor, jetzt ist Freitag und Sie steigen in den Zug und fahren nach Hause. Dafür drehen wir uns um und gehen zum Weihnachtsmann, Sie fahren also zum Heimatort. Ok, jetzt sind Sie hier und Sie können sich auf Ihren Freund und Ihre Freunde konzentrieren. Wenn Sie hier sind, sind Sie hier. Wenn Sie dort sind, sind Sie nur dort.

Pat.: Heißt das, ich darf ihn nicht vermissen, nicht mit ihm telefonieren?

Th.: Nein. Sie dürfen ihn vermissen und mit ihm telefonieren. Es ist nur so was wie eine innere Ordnung. Wenn ich hier bin, bin ich hier, ich studiere und habe meine Freunde hier, und wenn ich mit dem Studium für diese Woche fertig bin, dann gehe ich zurück in die Heimat.

Pat.: Ja, wir hatten auch mal überlegt, ob er mit hierherzieht. Aber sein Job ist dort einfach zu gut, von der Bezahlung und den Bedingungen her.

Th.: Ok, wir stehen ja nun noch am Heimatort. Wie machen Sie das eigentlich mit Ihrem Job? Ich verstehe, dass Sie noch Geld brauchen zum Leben. Trotzdem frage ich mich, wie das geht. Sie sind nur am Wochenende zu Hause, und dann arbeiten Sie da noch?

Pat.: Ja ich weiß, das ist schräg. Aber mein alter Chef hat immer Personalmangel und er bezahlt gut.

Th.: Ok, das verstehe ich. Die Arbeitszeit geht aber wieder von der Partnerzeit ab.

- Die Patientin nickt.

Th.: Lassen Sie uns mal zum Studienort gehen. Wie sieht es denn aus mit einem Job am Studienort? Dann könnten Sie hier studieren, ein paar Stunden jobben und mit Ihren Freundinnen was machen. Dafür bräuchten Sie am Wochenende Ihre Zeit immer nur zwischen Ihrem Freund und Ihren Freundinnen aufteilen?

Pat.: Ach verdammt. Ich weiß. Das habe ich mir auch schon so oft gesagt. Aber ich will meinen alten Chef nicht hängenlassen. Obwohl der schon auch manchmal echt fies zu mir war.

- Patientin und Therapeutin laufen die beiden Orte noch ein paar Mal ab und besprechen dabei jedes Mal kurz, was an diesen Ort und an den anderen Ort gehört oder günstig wäre. Nach ca. 30 min setzen sich beide, und die Patientin gibt die Rückmeldung, dass sie durch das „Hin- und Hergelaufe" deutlich ruhiger geworden sei und ihre innere Zerrissenheit verstanden habe. Mit Blick auf die Gegenstände auf dem Boden meint sie, dass diese Arbeit sehr hilfreich gewesen sei. Sie habe das Gefühl, dass Sie sich die Depression mit ihren Erwartungen an sich selbst, mit ihren überhöhten Anforderungen an sich, alles Begonnene unverändert zu Ende bringen zu müssen, selbst eingebrockt habe. Sie habe auch verstanden, dass es ihr nicht guttue, an keinem Ort richtig da zu sein.

4.17.5 Fazit

Viele kennen das Phänomen, dass sie bei einem Spaziergang den Kopf frei bekommen. Bewegung hilft, Stresshormone abzubauen. Selbst der kleine Bewegungsradius hat der Patientin geholfen, soweit zur Ruhe zu kommen, dass sie ihre Gedanken ordnen konnte. Wichtig beim Ordnen der Gedanken ist die Möglichkeit der Draufsicht. Bei manchen hilft der schriftliche Weg mittels Übersichten, Tabellen oder Stichpunkten. Die Gegenstände auf dem Boden haben zusätzlich Aufmerksamkeit erfordert und so zusätzlich zur Bewegung geholfen, die Patientin aus der Erregung herauszuholen. Verstrickte Prioritäten konnten durch die verdrehte Körperhaltung und die Richtung der Füße entgegengesetzt zur Blickrichtung sichtbar werden. Durch die Rückmeldung der Therapeutin zu diesen körperlichen Zeichen hat auch diese Patientin wichtige Informationen zu ihrer eigenen Interozeption bekommen. Somit diente diese Impact-Technik dem Konkretisieren des abstrakten Konzeptes vom Zusammenhang zwischen Denken-Handeln-Fühlen. Der Körper zeigt, was gedacht und gefühlt wird. Die Übung dient damit auch als Psychoedukation.

Andere Varianten, um solch eine innere Zerrissenheit sichtbar zu machen, wären durch das Positionieren verschiedener Gegenstände auf dem Boden, welche die verschiedenen Ansprüche an sich selbst und die Forderungen von außen darstellen. Dann können Therapeuten Patienten auffordern, die Gegenstände immer wieder abzulaufen. Die Zeit bleibt gleich, die Anzahl der Anforderungen und Ansprüche können erhöht werden, sodass Patienten immer schneller laufen müssen, um alle Gegenstände ablaufen zu können. Dabei ist es hilfreich, wenn Therapeuten mit verbalen Anleitungen helfen, die steigende Belastung aufzuzeigen, indem sie immer mehr Forderungen verbal einwerfen oder sagen, welche Forderung oder welcher Anspruch jetzt mit der Erfüllung dran sei. Genauso gut können die Gegenstände den Patienten zum Halten gegeben werden. Auch hier kann die Anzahl gesteigert werden, um die steigende Belastung darzustellen und fühlbar zu machen. Egal welche Darstellung gewählt wird, es geht darum, durchzusortieren, von welchen Anforderungen oder Aufgaben ich mich trennen muss oder eine andere Umgangsweise damit benötige. Viele junge Eltern kennen diese Notwendigkeit. Wenn ein Kind geboren wird, dann wird die Wohnung nicht mehr so oft oder gründlich geputzt, die Balkonpflanzen vertrocknen, Hobbys werden vernachlässigt oder Ähnliches. Wenn dann wieder Kapazitäten frei werden, kann wieder neu strukturiert werden.

4.18 Aufdecken auflösender Faktoren einer erneuten depressiven Verstimmung durch eine Problemanalyse

Eine schon häufiger erwähnte Situation im therapeutischen Alltag erleben viele Kollegen. Die Problem- und Zielanalyse, auslösende und Hindernisse als aufrechterhaltende Faktoren für ein Erkrankungsbild wurden erarbeitet, oft bereits mehrmals. Trotz all dieses Wissens sind Verschlechterungen der psychischen Befindlichkeit nicht immer abzuwenden. Dann ist es wichtig, fehlende Puzzleteile nachzuarbeiten. In diesem Fallbericht geht es um eine Impact-Technik, mit der psychoedukativ bei einer Problemanalyse gearbeitet wird. Dieser Fallbericht entstammt einer Gruppentherapiesitzung.

4.18.1 Patientenvorstellung

Die Anfang 30-jährige Patientin ist wegen depressiver Beschwerden in Behandlung und aus dem Fallbericht 4.1 bekannt. In ihrer Kindheit hat sie jahrelange Streitigkeiten im Scheidungsprozess der Eltern mitbekommen. Nach der Scheidung habe die Mutter massive gesundheitliche Probleme bekommen, körperlich wie auch psychisch, sodass kurz zusammengefasst die Patientin nach der Scheidung der Eltern ab dem 12. Lebensjahr das Kind einer psychisch und körperlich kranken Mutter wurde. Inzwischen sind die Verhältnisse und Beziehungen in der Herkunftsfamilie geordnet. Die Patientin selbst lebt seit einigen Jahren in einer festen Beziehung, das Paar hat einen gemeinsamen Sohn im Vorschulalter. Beide arbeiten, die Familie ist finanziell abgesichert. Der Patientin gehe es seit ungefähr einem halben Jahr schlechter. Sie sei eher ein ernster Typ. Die Problem- und Zielanalyse sowie die psychoedukative Arbeit sind erfolgt. Die Patientin konnte sich gut auf den Therapieprozess einlassen und ist seit 3 Monaten in einer Therapiegruppe angebunden. In der Gruppe sind 3 weitere Frauen (Anfang 30 bis Anfang 50) mit einem bunt gemischten Diagnosen-Pool. So sind in dieser Gruppe depressive Beschwerden, Essstörungen, Traumata und narzisstische Persönlichkeitszüge vertreten. Der Fallbericht entstammt einer Gruppentherapiesitzung. In der Gruppe sind insgesamt 4 Patientinnen. Da die anderen 3 Mitpatientinnen hier keine eigenen Themen bearbeitet haben, verzichtet die Autorin an dieser Stelle auf eine Vorstellung der 3 Mitpatientinnen.

4.18.2 Stundenanliegen

Ihr Anliegen ist es, die Verschlechterung ihrer psychischen Verfassung zu verstehen, da sie die bisher erarbeiteten Techniken anwende. Sie mache sich Sorgen, dass das Gelernte nicht ausreiche. Sie fühle sich wie erdrückt.

4.18.3 Entwicklung der Impact-Technik für diese Stunde

Die Patientin konnte die Psychoedukation bezüglich einer depressiven Erkrankung gut auf sich übertragen und arbeitet mit positiven Selbstinstruktionen und druckmindernden Ansprüchen an sich selbst. Die Idee der Autorin ist es, dass die gelernten Strategien für bestimmte aktuelle Lebensumstände unzureichend oder unpassend sind.

Wie können die veränderten Lebensumstände sichtbar gemacht werden, die zur Verschlechterung führen? Dazu ein Bild von einem Bücherregal. Die Bretter eines Bücherregals beginnen sich zu verbiegen, wenn sie mit zu vielen Büchern belastet werden. Mit diesem Bild steigt die Therapeutin ein, da ihr Eindruck ist, dass aktuelle Belastungen zu viel geworden sind, welche der Patientin nicht ausreichend für eine Verschlechterung ihrer psychischen Verfassung erscheinen. Anstelle eines Brettes aus einem Bücherregal bedient sich die Therapeutin eines Blatt Papieres, welches sich ebenfalls durchbiegt, wenn es zu stark belastet wird. Jetzt müssen nur noch die Belastungen identifiziert werden.

4.18.4 Stundenverlauf

Th.: Ich begrüße Sie recht herzlich zu unserer Mittwochsgruppe. Lassen Sie uns wie üblich mit der Eingangsrunde beginnen.

Außer dem Anliegen der Patientin gibt es noch ein weiteres Thema, welches sich auf eine nicht abwendbare „Fressattacke" bezieht. Die Gruppe wählt für den Beginn, das Thema der für diesen Fallbericht vorgestellten Patientin. Die Abstimmungsrunden sind für viele Patienten eine erste Übung, sich für das einzusetzen, was ihnen wichtig ist.

Th.: Gut, Frau F (F wie Fallbericht), dann berichten Sie uns bitte erstmal, seit wann Ihre Stimmung sich verschlechtert hat und was Sie genau damit meinen.

Pat. F: Ich habe ja zum letzten Termin gefehlt, weil da dieses Meeting auf Arbeit war, bei dem ich dabei sein musste. Wir haben uns also 4 Wochen nicht gesehen. Nach unserer letzten Therapiesitzung ging es mir ganz gut. Ich war motiviert und optimistisch, dass ich das schaffe. Es hat anfangs auch geklappt. Die Stopp-Technik hat geholfen, die Defusionstechnik auch.

Andere Pat.: Was hast Du bei der Defusionstechnik gemacht?

Pat. F: Ich habe wirklich meine Gedanken mit der Melodie von „Happy Birthday" gesungen.

Andere Pat.: Wie, das machst du auch auf Arbeit?

Pat. F: Nein, wenn ich wieder an mir selbst zweifele und mich abwerte, dann singe ich mit dieser Melodie nur für mich innerlich meine Gedanken. Das hilft.

Andere Pat.: Das ist doch aber total ablenkend.

Pat. F: Eben. Dann bin ich aus meinen Gedankenkreislauf draußen und fand das manchmal auch so albern, dass meine Stimmung besser wurde.

Th.: Ok, das klingt gut. Und wie ist es dann dazu gekommen, dass die Stimmung doch wieder kippte?

Pat. F: Hm, so im Laufe der Zeit. Kurz nach unserer letzten Gruppensitzung ist ein Kollege geplant in Urlaub gegangen und gleichzeitig ist eine Kollegin krank geworden. Also sie fällt länger aus, sodass wir restlichen Kollegen die Arbeit unter uns aufteilen mussten. Das war anstrengend.

Th.: Das Arbeitspensum ist also gestiegen. Ist das noch so hoch?

Pat. F: Ja, die Arbeit von Kollegen muss durchgeführt werden, sonst gehen die Proben (Laborproben) kaputt. Und meine Kollegin hatte gerade Prozesse laufen, die terminlich gebunden waren, sodass ich manchmal extra nochmal abends auf Arbeit bin. Ich habe meinen Sohn abgeholt, und wenn er im Bett lag, dann bin ich nochmal auf Arbeit.

Andere Pat.: Was ist mit deinem Mann, kann er dich nicht entlasten?

Pat. F: Ach so, das kam noch dazu. Der ist auch kurz nach unserer letzten Therapiesitzung ausgefallen. Er hat sich das Bein gebrochen und konnte mich nicht unterstützen.

Th.: Können Sie uns bitte kurz noch schildern, was Sie mit „Verschlechterung der depressiven Beschwerden" meinen?

Pat. F: Naja, ich weine wieder bei jeder Kleinigkeit los, grübele nachts und fühle mich schlapp und auch so hoffnungslos.

Th.: Wissen Sie was, ich möchte Ihnen mal etwas zeigen. Ich nehme dieses Blatt Papier und stelle nur mal das eben Gehörte darauf. Suchen Sie bitte mal 2 Gegenstände aus. Einen für die gestiegene und anhaltende Arbeitsbelastung und einen Gegenstand für den Beinbruch Ihres Mannes, symbolisch dafür, dass er Ihnen jetzt zum Beispiel gerade nicht damit aushelfen kann, Ihren Sohn von der Kindertagesstätte abzuholen. Und sicherlich war er eine Zeit lang noch zusätzlich auf Ihre Unterstützung angewiesen, sodass auch zu Hause mehr an Ihnen hängen geblieben ist.

- Die Patientin nickt sehr bestimmt und zustimmend, steht dabei auf und holt 2 Gegenstände aus meinem Regal.

Th.: Gut, wofür steht der Weihnachtsmann?

Pat. F: Der ist so dick, der steht für die Arbeitsbelastung, die jetzt schon seit fast 4 Wochen so hoch ist und auch noch bleibt, bis die Kollegin wieder gesund-geschrieben ist.

Th.: Ich stelle den Weihnachtsmann auf dieses Blatt Papier. Wofür steht dieser Stein?

Pat. F: Das ist der Beinbruch meines Mannes und die damit weggefallene Unter-stützung. Und was ich noch nicht erzählt habe, er musste operiert werden und da gab es Komplikationen. Er muss nochmal operiert werden. Das dauert also noch an. Ich habe meine Mutter gefragt, ob sie mir hin und wieder mal unseren Sohn von der Kita abholen kann, aber sie sagt, dass sie das in der Woche nicht schafft. Das hat mich sehr verletzt. Sie ist Rentnerin und hat Zeit und ist fit.

Th.: Was halten Sie davon, wenn Sie noch einen Gegenstand für die Sorgen aus-wählen, die Sie sich bezüglich der Sorgen um die gesundheitlichen Probleme Ihres Mannes machen und noch einen Gegenstand für die Kränkung durch Ihre Mutter?

Pat. F: Das passt gut, ich nehme hier noch den kleinen und den großen Fuchs. Beide stehen für Gedanken. Der große Fuchs sind die Sorgen um meinen Mann, der kleine Fuchs steht für die Verletzung durch meine Mutter. Irgendwie hatte ich das ja schon öfter mit ihr und kenne das.

Th.: Gut, legen Sie die beiden Füchse bitte auch noch auf das Blatt Papier und versuchen dann mal, das Blatt Papier hochzuheben.

- Die Patientin versucht nun, das Blatt Papier mit den 4 Gegenständen darauf hochzuheben. Es gelingt ihr, aber es ist eine wacklige Konstruktion und das Papier wird dabei zerknittert.

Th.: Gut, ich gebe Ihnen jetzt mal das Buch hier. Sie räumen die Gegenstände um und heben dann das Buch hoch.

- Die Patientin tut dies und kann das Buch mit den 4 Gegenständen darauf ein-fach hochheben.

Th.: Wie war das? Gibt es Unterschiede?

Pat. F: Ja klar, mit dem Buch war das einfacher.

Th.: Stellen Sie sich mal vor, das Blatt Papier ist ein Mensch und das Buch ist ein Mensch, wie fühlen Sie sich psychisch gerade?

Pat. F: Ganz klar, wie das Blatt Papier.

Th.: Meinen Sie, Sie sind psychisch noch nicht wieder so stabil wie Sie mal waren, also so stabil wie das Buch?

Pat. F: Ja genau, früher habe ich das doch alles geschafft. Das war mir nicht klar, dass das jetzt zu viel ist.

Th.: Ich glaube, dass diese Veränderungen in Ihrem Alltag Sie auch damals schon ganz schön gestresst hätten.

Pat. F: Ja, bestimmt. Jetzt wo ich alles zusammen sehe, da fällt mir erstmal auf, wie viel das ist.

4.18.5 Fazit

Es folgte noch eine angeregte Diskussionsrunde zu verschiedenen Gesichtspunkten. Erste Anzeichen für „Es ist zu viel" und Ideen zur Entlastung wurden zusammengetragen. Es wurde diskutiert, dass auch ein „stabiles Buch" auf sich aufpassen muss. Dies hat die Therapeutin dargestellt, indem sie das Buch mit den 4 Gegenständen darauf balancierend durch den Raum trug. In einer Runde stellte sie noch einen Stuhl als weitere stressige Veränderung in den Raum und stieg dann nochmal mit dem Buch darüber. Es erforderte mehr Konzentration und Anstrengung. Diese Darstellung wurde anhand verschiedener persönlicher Beispiele in den Alltag der Patienten übertragen. So konnte aufgezeigt werden, dass die bisherigen Strategien für die starken Veränderungen im aktuellen Alltag nicht ausreichten. Eine weitere Variante könnte darin bestehen, die Patientin zu bitten, das Buch oder das Blatt Papier einhändig zu tragen. Einhändig als ein Sichtbarmachen der Einschränkungen, die eine depressive Erkrankung mit sich bringt. Jeder weiß, dass alltäglich viele Aufgaben zu erledigen sind und auch geschafft werden.

Wenn man es nochmal sichtbar macht, wie viel das ist, dann bekommen die Worte eine Gestalt. Gerade leistungsorientierte Menschen   sind so im alltäglichen Leistungsmodus, dass ihnen entgeht, wie viel sie leisten. Vieles, was täglich geleistet wird, ist nicht sichtbar. So werden 50 Mails am Tag abgearbeitet, der Briefkasten wird geleert und die schriftlichen Anfragen abgearbeitet. Es werden Rechnungen geschrieben, Anträge verschickt usw. Das alles ist wenig sichtbar. Wenn ein verwilderter Garten schön gemacht wurde, das ist sichtbar, oder ein Zimmer wurde tapeziert, auch das ist sichtbar. Es rutscht in der Flut der alltäglichen Anforderungen nur leider wieder allzu schnell weg, was alles geleistet wurde. Und im alltäglichen Trott fragen sich die wenigsten Menschen, ob das nicht alles zu viel ist. Wie bei der Patientin nimmt das Leben einfach auch keine Rücksicht auf unsere Ressourcen, sondern verlangt uns auch in Zeiten viel ab, in denen die psychische Verfassung nicht die beste ist. Die beschriebene Technik ist sehr simpel und doch eindrücklicher, als nur mit Worten aufzuzählen, was alles geleistet wird. Wenn sich das Blatt noch durchbiegt oder gar einreißt, dann ist sofort ohne verbale Gegenargumentation verständlich, dass die Anforderungen gerade zu viel sind und die Bereitschaft, nach Wegen der Abhilfe zu suchen, höher ist.

4.18.6 Querverweis

Eine Stunde mit Patientin F zur psychoedukativen Arbeit finden Sie im Fallbericht 4.1.

4.19   Problemanalyse durch ein Therapiefazit zum Therapieende bei einem depressiven Patienten

Zum Therapieende hin wird manchen Patienten erst richtig bewusst, dass eine Phase mit psychotherapeutischer Unterstützung zu Ende geht und sie nach der Therapie alleine zurechtkommen müssen. Manche erinnern sich nur zu gut daran, dass es lange gedauert hat, bis sie einen Therapieplatz bekommen haben. Manche hatten mehrere Anläufe, bis sie sich bei einem Therapeuten angekommen fühlten. Da stellt sich mancher Patient die Frage, wie es sein wird, wenn wieder Hilfe gebraucht wird. Das verunsichert Patienten oft in der Schlussphase einer Therapie. Um so eine Verunsicherung geht es in diesem Fallbericht.

4.19.1 Patientenvorstellung

Patient D ist bereits aus dem Fallbericht 4.16 bekannt. Da er schon länger bei der Autorin in Behandlung ist, gibt es weitere Fallberichte unter 4.4 und 5.1 in ihrem Fallberichtebuch (Vader 2023). Die Namensgebung für den Patienten ist in beiden Büchern identisch.

Es handelt sich um einen Mitte 60-jähriger Mann, der seit vielen Jahren an einer rezidivierenden depressiven Erkrankung leidet und zudem noch vulnerable narzisstische Züge aufweist. Vor der aktuellen Behandlung war er bereits mehrmals stationär und ambulant in Behandlung.

4.19.2 Stundenanliegen

Der Patient hat in der vorangegangen Gruppentherapiesitzung um eine Einzelsitzung gebeten, da es ihn sehr beschäftige, wie es nach der Therapie weitergehen solle. Genauer nachgefragt, beschreibt er, dass er verunsichert sei, was er tun könne, wenn nach Beendigung der Therapie wieder starke Stimmungsschwankungen kämen. Das Therapieende wird voraussichtlich in 2 Monaten sein.

4.19.3　Entwicklung der Impact-Technik für diese Stunde

Der Patient ist mit all seinem therapeutischem Wissen vergleichbar mit einem Experten. Aber auch der beste Experte kann sein Wissen hin und wieder aus dem Auge verlieren, wenn er Angst vor irgendetwas hat. Wie kann sichtbar gemacht werden, dass Angst vorhandenes Wissen unzugänglich macht? Dazu müssen gelernte Fähigkeiten und Fertigkeiten zuerst sichtbar gemacht werden, um sie dann mit einer Angst wieder zu verdecken. Für die Fähigkeiten und Fertigkeiten können Gegenstände dienen und für die verdeckende Angst dann ein Blatt Papier. Mit dieser Idee startet die Autorin in die Arbeit.

4.19.4　Stundenverlauf

Th.: Herr D, Sie hatten gesagt, dass Sie verunsichert sind. Die Therapie neigt sich dem Ende zu, und Sie möchten wissen, was Sie nach Abschluss der Therapie tun können, wenn Sie wieder unter starken Stimmungsschwankungen leiden.

Pat. D: Ja, ich weiß viel, ich habe viel gelernt. Und trotzdem ging es mir in den Stunden oft so, dass wir was bearbeitet haben und mir fiel es erst im Verlaufe der Stunde wieder ein, dass wir das schon mal hatten. Ich denke einfach, mir rutscht das wieder weg. Und ich habe hier erst zum ersten Mal meine Biografie richtig aufgearbeitet und die Muster erkannt, nach denen ich ticke. Also ich meine die Überlebensregel (Sulz 2009). Und jedes Mal, wenn ich merke, dass es mir erst durch die Arbeit in der Stunde wieder einfällt, dann mache ich mir Sorgen, was nach dem Therapieende wird, wenn ich diese Stunden nicht mehr habe.

Th.: Dann gucken wir uns erst an, was da ist und dann sehen wir weiter. Sie kennen das ja schon, ich lege Ihnen hier ein Seil auf den Boden für den Therapieverlauf. Sie überlegen sich, welche Dinge hilfreich für Sie waren, nehmen sich bitte einige Gegenstände und stellen sie mit Erklärung an das Seil. Also erklären Sie mir, für welche hilfreichen Strategien die Gegenstände stehen, damit ich das auch weiß.

- Der Patient beginnt nachdenklich mit einem Gegenstand, erklärt wofür dieser steht und nimmt noch einen Gegenstand. Dann stutzt er.

Pat. D: Kann ich auch hier was an das Seil stellen, was nicht direkt mit der Therapie zu tun hat?

Th.: Stellen Sie es bitte erstmal hin und dann entscheiden wir zusammen.

Pat. D: Also dafür nehme ich mir die Matroschka. Ich weiß gar nicht, wie ich das erklären soll. Ich habe hier in der Therapie verstanden, was so meine kindlichen Muster sind und dass es mir jetzt gut gehen darf, dass ich jetzt stolz auf mich sein darf und das alles hat mich meiner Frau viel näher gebracht. Wir konnten dadurch besser miteinander reden und haben noch mehr zu Gott gefunden. Also, das ist so vielschichtig...

- Weitere Details werden aus Datenschutzgründen nicht aufgeführt. Er ist beim Erklären richtig lebhaft geworden und in Fahrt gekommen. Fazit seiner Erklärung ist, dass diese Matroschkapuppen für so viele verschiedene Dinge stehen, dass er es gar nicht in Worte fassen kann. Er ist aber sichtlich gerührt und bewegt und in ihm scheint ein Knoten geplatzt zu sein.

Th.: Mir geht das manchmal auch so, dass ich etwas sehr Vielschichtiges nicht vollständig in Worte fassen kann. Ich habe aber das Gefühl, dass es für Sie wichtig ist, das zu sehen. Also wofür die Matroschkas stehen.

Pat. D: Ja, und die Puppen müssen auch so geöffnet stehen und die Blickrichtung muss so sein, so fühlt es sich richtig an. Das fühle ich richtig hier so (dabei legt er eine Hand auf den Bauch, geht langsam zum Herzen hoch). Und wissen Sie, jetzt wo ich merke, dass ich das Thema mit Gott hier liegenlassen kann, das stärkt mich. Das vergesse ich nämlich nicht. Und viele Themen, die ich mit meiner Frau oder in den Bibelstunden bespreche, sind immer verknüpft mit unseren Therapiesitzungen.

- Der Patient erklärt noch genauer, dass die Bibelstunden durch ihre Regelmäßigkeit einer Therapie sehr nahe kommen und ihn regelmäßig mit den Themen der Therapie konfrontieren. Als ihm das klar geworden ist, wirkt er sehr fest und beruhigt.

Th.: Gut, wollen Sie sich ein Bild davon machen?

Pat. D: Ja, unbedingt.

Th.: Ich möchte Ihnen noch eine Kleinigkeit zeigen. Dieses Blatt Papier steht für Angst. Immer wenn Sie Angst haben, alleine nicht zurechtzukommen oder alles Gelernte wieder vergessen, immer wenn Sie an sich selbst zweifeln, dann könnte das passieren.

- Bei diesem letzten Satz legt die Therapeutin das Blatt über die Gegenstände.

Th.: Also gut, das Blatt reicht nicht ganz. Was ich zeigen will ist, dass Angst oder Selbstzweifel das Gelernte aus dem Gehirn verdrängen. Dann fühlt es sich an, als wäre alles weg.

Pat. D: Hm, aber jetzt, wo ich meinen Kontakt zu Gott mit dazunehmen kann, dann ist die Angst weg.

Th.: Gut, dann haben Sie eine gute Verknüpfung zwischen den Bibelstunden und den gelernten Strategien gefunden.

4.19.5 Fazit

Zu diesem Fallbericht passt der Spruch „Aus den Augen, aus dem Sinn". Deswegen ist es empfehlenswert, Patienten dazu anzuhalten, regelmäßig die eigene Zufriedenheit zu überprüfen. So wie einen TÜV-Termin einplanen, nur häufiger. Dann kann eine Überprüfung stattfinden, ob sich im körperlichen oder mentalen Bereich, in Bezug auf die Freizeitgestaltung, die Partnerschaft, den Beruf oder noch andere Bereiche ungünstige Veränderungen eingestellt haben, die es gilt, anzugehen. Sollte ein oder mehrere Bereiche sich ungünstig entwickeln, dann sollte im günstigsten Fall auf eine schriftliche Sammlung der gelernten Strategien zurückgegriffen werden können.

Bei einer Impact-Technik wie der obigen ist es wichtig, möglichst viele Gegenstände auswählen zu lassen, damit der Patient sieht, dass er viel gelernt hat und vieles anwenden kann. Das erhöht das Gefühl der Selbstwirksamkeit. Wie an anderer Stelle schon beschrieben, könnte der haptische Reiz hier noch durch das Halten der Gegenstände das Fühlen vertiefen. In einer Gruppentherapiesitzung könnten die Mitpatienten aufschreiben, welche Fähigkeiten und Fertigkeiten sie dem Patienten zuschreiben. Hier ist es auch empfehlenswert, so viele Zettel wie nur möglich vollzuschreiben. Bei der Ressourcenarbeit empfiehlt die Autorin: „Je mehr, desto besser". Die beschriebenen Zettel können dann in einen Kreis gelegt werden, in den sich der Patient hineinstellen kann. Dann kann er sich umsehen und förmlich in positiven Zuschreibungen baden. Diese Zettel kann er dann für die Verankerung mit nach Hause nehmen. Es ist auch eine Möglichkeit, sich konkret regelmäßig zu terminisieren, wann man sich diese positiven Zettel durchliest. Bis dahin können sie gerne in einer Art Schatztruhe aufbewahrt werden.

Das Allerwichtigste an der obigen Übung ist, das Gelernte sichtbar zu machen. Eine lediglich verbale Zusammenfassung geht zu schnell verloren. Sich geschriebene Zusammenfassungen abzufotografieren, ist weniger einprägsam, als ein Foto von Gegenständen bei sich zu haben, welche das Gelernte repräsentieren.

4.19.6 Querverweis

Unter 4.16 ist mit diesem Patienten eine Gruppentherapiestunde nachzulesen.

Impact-Techniken zur Wissensvermittlung im schulischen Bereich nutzen

5

> ▶ In diesem Kapitel geht es der Autorin darum, den Einsatz von Impact-Techniken im nichttherapeutischen Bereich aufzuzeigen. Dazu nutzt sie einen Vortrag für Lehrer, der durch eine Schülerin mit ADHS gehalten wurde. Die Schülerin hatte sich für die Ideenentwicklung an die Autorin gewandt. Bei Interesse, Freude am Experimentieren und ein bisschen Bewegung in der Zusammenarbeit mit Menschen können verschiedenste therapeutisch Tätige oder Berufstätige im sozialen Bereich für hilfesuchende Menschen Impact-Techniken anwenden. In diesem beschriebenen Schülervortrag werden Impact-Techniken beschrieben, die theoretisches Wissen außerhalb des therapeutischen Kontextes fühlbar machen sollen.

5.1 Eine betroffene Schülerin mit ADHS nutzt Impact-Techniken in einem schulischen Vortrag für Lehrer zur Vermittlung der ADHS-Kernsymptome

ADHS (Aufmerksamkeitsdefizitsyndrom/Hyperaktivitätsstörung) ist für Lehrer eine Herausforderung, da die Kernsymptome dieser Störung das Unterrichten dieser Kinder massiv erschwert. Mangelnde Konzentration haben diese Kinder nicht nur im Unterricht, sondern auch darüber hinaus in den Pausen und nach dem Unterricht. Hausaufgaben und die Schultasche packen sind wichtige unterstützende Rahmenbedingungen für ein gutes Lernen. Wenn dies nur deutlich eingeschränkt bis gar nicht möglich ist, dann ist allein dadurch schon das Lernen erschwert. Ganz zu schweigen von den Konzentrationsschwierigkeiten im Unterricht. Lehrer können sich im Feierabend von diesen Kindern „erholen". Dann beginnt der elterliche Part. Mit einem Kind zusammenzuleben, welches jeglichen „Auftrag" der Eltern binnen weniger Sekunden oder Schritte vergisst, ist dann im

K. Vader, *Problemanalyse, Zielanalyse, Zielformulierung in der Psychotherapie*, Psychotherapie: Praxis, https://doi.org/10.1007/978-3-662-68084-1_5

häuslichen Milieu häufig Anlass zu Auseinandersetzungen. Es geht hierbei nicht
nur um „Aufträge" aus dem Pflichtbereich. Ein Kind mit ADHS kann auf dem
Weg zum Tiefkühler vergessen, dass es sich ein Eis holen wollte. Eltern erleben
ein Kind, auf welches nur stark eingeschränkt Verlass ist. Platzende Termine,
Gefühlsausbrüche, vergessene Frühstücksbrote im Schulranzen, täglich vergessene
Jacken in der Schule, vergessene Sportsachen zu Hause … die Liste kann endlos
weitergeführt werden. Es schlaucht die Eltern mental wie dann auch körperlich.
Lehrer und Eltern stehen mitunter im ständigen Kontakt wegen negativer Vor-
kommnisse. Eltern von betroffenen Kindern stehen dadurch oft selbst unter einem
hohen Anspannungslevel. Und doch können auch Eltern stundenweise abschalten,
wenn die Kinder zum Beispiel in der Schule sind. Wer gar nicht abschalten kann,
das sind die Betroffenen selbst. Sie haben 24 h täglich mit Gedankenkreisen,
mit Stimmungsschwankungen, mit Konzentrationsschwierigkeiten, mit den täglichen Misserfolgen, mit der schieren Unmöglichkeit einer logischen und einfachen Prioritätensetzung oder mit der ständigen Unordnung im Äußeren und
Inneren zu tun. Sie kämpfen einen andauernden unsichtbaren und kräftezehrenden
Kampf, um im Alltag zurechtzukommen. Da ADHS auf biochemischen Prozessen
beruht, verwächst sich dieses Beschwerdebild auch nicht, sondern kann nur mit
gelernten Strategien und viel menschlicher emotionaler Unterstützung gemeistert
werden. ADHS wird nicht durch Umdenken, kognitive Umstrukturierung oder
Sichtwechsel auf verschiedene Dinge und auch nicht durch „Zusammenreißen"
gemindert.

Die Tochter soll hier aufgrund ihres sehr hohen Geschichtsinteresses Cleopatra
heißen. Cleopatra holte sich Ideen zur Vermittlung einiger ADHS-Symptome mithilfe von Impact-Techniken von der Autorin.

5.1.1 Vorstellung der Schülerin

Cleopatra wuchs seit ihrem zweiten Lebensjahr nach der Trennung der Eltern mit
der Mutter alleine auf. Im Teenageralter kam ein Stiefvater in die Familie hinzu.
In den frühen Schuljahren war bereits ersichtlich, dass Cleopatra „zerstreuter" als
andere Kinder war.

Mit steigendem Alter stiegen die Erwartungen der Erwachsenen, dass sie nun
ihren Schulalltag besser bewältigen müsse, dass sie lernen müsse, ihren Ranzen
alleine zu packen, Hausaufgaben zu Ende bringen zu können, Jacken aus der
Schule mitzubringen, Sportsachen mit in die Schule zu nehmen. Einige Strategien
waren hilfreich, so z. B. in der Schule die Jacken nach dem Ausziehen direkt in
den Schulranzen zu packen, um sie für den Heimweg und den nächsten Tag zur
Verfügung zu haben. Eine kostspielige Strategie war, die Schulmaterialien (Schul-
bücher, Arbeitshefter usw.) doppelt zu kaufen. Cleopatra erfuhr Unverständ-
nis und Verständnis gleichermaßen, erlebte viele Misserfolge und hangelte sich
durch den Schulalltag. Durch coronabedingte Schließzeiten der Schulen verlor sie ihre Struktur, sodass sie sich selbst im Alltag und auch den schulischen
Anschluss völlig verlor. Eine depressive Phase war die Folge. Sie begann eine

Psychotherapie und erfuhr durch die Therapeutin Stärkung und Aufklärung über ADHS, was auch für die Mutter stärkend war. Seit zwei Jahren arbeitet sie neben der Schule in einem Kosmetikladen, um sich Geld zu verdienen. Die engen exakt definiert vorgegebenen Abläufe in dem Laden und vorgegebenen Ordnungen der Produkte auf Arbeit kann sie einhalten, da sie sich nicht selbst organisieren muss. Dies wurde dadurch unterstützt, dass die Chefin des Ladens sich nach Cleopatras Selbstoffenbarung über ADHS belesen hat und insbesondere bei der Aufgabenverteilung für sie darauf achtete, Cleopatra eine sehr konkrete Abfolge von Aufgaben zu geben. Cleopatra ist gut integriert, verbringt jedoch von jeher mehr Zeit als andere Gleichaltrige lieber alleine. Im Kontakt ist sie offen und aufgeschlossen und beeindruckend furchtlos. Mit selbstgeschriebenen Texten im Poetry-Slam-Stil kann sie größere Familienfeiern gut unterhalten. Insgesamt hat Cleopatra 15 Jahre die Schule besucht und hat vor Kurzem das Abitur geschafft. Über all die Jahre hat ihr Geschichtsinteresse sie getragen, und in diesem Jahr (2023) beginnt sie ein Geschichtsstudium. Damit verbunden zieht sie demnächst in eine eigene Wohnung am Studienort.

5.1.2 Anliegen der Schülerin

Durch ihre eigenen Erfahrungen ist es Cleopatra (22) ein Anliegen, Lehrern das Bild von ADHS näherzubringen und sich so für neurodiverse Kinder einzusetzen. Sie kann die biochemischen Hintergründe einer ADHS-Problematik sehr gut darstellen, möchte jedoch für die Kernsymptome „mangelnde Fähigkeit zur Priorisierung von Aufgaben", „Konzentrationsschwierigkeiten", „keine eigene Ordnung schaffen können" eine Idee haben, wie sie diese Symptome mit Impact-Techniken besser vermitteln kann. Des Weiteren wünscht sie sich noch Anregungen, wie sie den Lehrern mithilfe von Impact-Techniken „die Auswirkung ständiger Misserfolge" und damit verbunden das Thema „Komorbidität" fühlbar näherbringen kann. Cleopatra ist hochmotiviert, mit diesem Vortrag so viele Lehrer wie möglich dafür zu sensibilisieren, wie es neurodiversen Kindern geht und was hilfreich für sie sein könnte.

5.1.3 Entwicklung der Impact-Techniken zur Darstellung der Kernsymptome einer ADHS-Störung

Vorbereitend auf den Vortrag für die Lehrer an ihrer Schule haben die Autorin und Cleopatra sich zweimal getroffen. Die junge Frau wollte ihre eigenen Erfahrungen sichtbar machen und keinen Anspruch darauf erheben, dass es allen ADHS-Betroffenen so geht wie ihr. Durch die Psychotherapie hat sie jedoch erfahren, dass sie kein Einzelfall ist und dass sie für ADHS typische Verhaltensweisen und Befindlichkeiten aufweist. Es wurden die folgenden beschriebenen Ideen entwickelt, um eine Kombination aus psychoedukativer Arbeit zu den Kern-

symptomen im Allgemeinen und ganz individuell auf Cleopatra zugeschnitten mithilfe von Impact-Techniken durchführen zu können.

Mangelnde Priorisierung

Verschiedene Aufgaben zu erledigen erfordert die Planung einer sinnvollen
Reihenfolge unter Berücksichtigung der Wichtigkeit und der Dringlichkeit der
Aufgaben. Dann können alle Aufgaben erledigt werden. Ein Mensch mit ADHS
unterscheidet von sich aus nicht nach Wichtigkeit und Dringlichkeit, sondern
nimmt die Aufgaben wie sie kommen. Wenn mehrere Aufgaben in einem Satz
benannt werden oder kurz aufeinander (z. B. in verschiedenen Unterrichtsfächern)
gegeben werden, verliert ein „ADHSler" die Übersicht.

Wie kann diese fehlende Übersicht über verschiedene zu erledigende Aufgaben
sichtbar gemacht werden? Für die unterschiedlichen Aufgaben können symbolisch
verschiedene Gegenstände gewählt werden. Diese sollen im Vortrag alle von
Cleopatra an einen Lehrer übergeben werden. Dabei kann die Geschwindigkeit
oder die Anzahl der auf einmal übergebenen Gegenstände variiert werden … bis
hin zur „Gegenstandslawine", sodass logischerweise Gegenstände herunterfallen,
Aufgaben also nicht erledigt werden. Für Menschen mit ADHS fühlen sich die alltäglichen Aufgaben fast immer wie diese „Gegenstandslawinen" an, sodass ihnen
sehr häufig Aufgaben entfallen. So kann für den Lehrer spürbar gemacht werden,
wie es einem Schüler mit ADHS geht.

Mangelnde Aufmerksamkeit

Jeder weiß, dass Müdigkeit oder Aufgeregtheit dazu führt, dass die Aufmerksamkeit beeinträchtigt ist. Die Synapsen im Gehirn können nicht gut miteinander kommunizieren. Aufgrund der biochemischen Besonderheiten im Hirn
von Menschen mit ADHS kommt es eben dadurch zu diesen Kommunikations-
störungen zwischen den Synapsen, sodass dadurch eine Aufmerksamkeitsstörung
entsteht. Bekannt ist dieses Phänomen auch bei depressiven Erkrankungen. Wie
kann nun eine mangelnde Aufmerksamkeit sichtbar gemacht werden? Wieder
können dafür unterschiedliche Gegenstände für verschiedene Aufgaben oder
Anforderungen stehen. Diese könnte Cleopatra einem Lehrer in beliebiger Reihenfolge übergeben. Dann könnte sie dem Lehrer dieselben Dinge noch einmal übergeben, jedoch mit der Bitte, dass dieser Lehrer sich diesmal währenddessen ganz
gezielt auf verschiedene Dinge im Raum konzentrieren soll. So soll eine geteilte
Konzentration erreicht werden. Dabei ist es natürlich deutlich erschwert, die von
Cleopatra überreichten Gegenstände zu nehmen, weil es manchmal gar keinen
Blickkontakt mit dem Gegenstand oder Cleopatra gibt. Auf diese Weise soll spürbar werden, dass ein Mensch mit ADHS seinen Fokus meistens zwischen allen
möglichen Dingen aus der Umgebung aufteilt, weil „alles" gleich wichtig ist
und die aktuelle Anforderung des Lehrers im Unterricht entweder nicht wahr-
genommen wird oder die Kapazität zur Aufnahme nicht mehr reicht.

Keine eigene Ordnung schaffen können

Ordnung entsteht beispielsweise dadurch, dass Dinge ihren festen Platz haben. So kommen Messer, Gabeln, Löffel, Tassen usw. immer an einen fest definierten Ort. Ein Mensch mit ADHS kann zumindest diese streng vorgegebene Ordnung einhalten, wenn auch mit Schwierigkeiten. Hin und wieder kommt eine Ablenkung auf dem Weg vom Spüler zum Besteckkasten dazwischen, dann können schon mal Besteckteile an recht ungewöhnlichen Orten liegen. Meistens klappt die Einhaltung einer genau definierten und vorgegebenen Ordnung jedoch. Sich eine eigene Ordnung zu schaffen, setzt jedoch die Fähigkeit voraus, Entscheidungen zu treffen, wie der Besteckkasten eingeräumt wird oder wohin die Teller und Tassen kommen. Und es setzt die Fähigkeit voraus, Entscheidungen zu treffen, welche Kriterien zum Ordnung schaffen gewählt werden. Kommen alle Teller auf einen Haufen, oder sollen Suppenteller und flache Teller getrennt stehen. In vielen Haushalten gibt es einen Platz für „das gute Geschirr" und einen Platz für das Alltagsgeschirr. Jeder hat seine Kriterien, wie er Ordnung schafft. Ordnung erhalten wird dann wiederum, indem die getroffenen Kriterien beibehalten werden. Das „gute Geschirr" kommt also immer in den Schrank und das Alltagsgeschirr in den anderen Schrank. Menschen mit ADHS fällt es besonders schwer, eine eigene Ordnung zu schaffen und sie haben dann noch zusätzlich Schwierigkeiten, die Ordnung aufrechtzuhalten. Wie kann die Schwierigkeit sichtbar gemacht werden, sich zu entscheiden, nach welchen Kriterien Gegenstände einer Kategorie geordnet werden können, was dann in Folge die Schaffung einer eigenen Ordnung extrem erschwert? Um diese Schwierigkeit sichtbar zu machen, können mehrere Gegenstände einer Kategorie gewählt werden. Cleopatra entschied sich für Bücher. Sie wollte einen Lehrer in ihrem Vortrag bitten, zu erzählen, nach welchen Kriterien er die Bücher sortiert. Dies kann nach der Größe, nach der Dicke, nach Autoren, nach der farblichen Gestaltung der Einbände, nach Erscheinungsjahr oder noch nach anderen Kriterien gehen. Dann wollte Cleopatra demselben Lehrer die Bücher nochmal geben und ihn bitten, die Kriterien für die Schaffung einer Ordnung ständig zu ändern. Sie wollte so sichtbar machen, wie es ihr ergeht. Sich festzulegen, gelingt ihr nur sehr schwer oder nicht, sodass keine Ordnung entsteht. Hinzu kommt das Wissen, dass Dinge die sichtbar bleiben, erinnert werden. So, wie Dinge ordentlich weggeräumt werden, werden sie vergessen. Dies ist nach Schilderungen von Betroffenen ausgeprägter als im Vergleich zu Mitmenschen ohne ADHS.

Auswirkung ständiger Misserfolge durch die Kernsymptome

Aufgrund der oben beschriebenen Kernsymptome erleben Betroffene gehäuft Misserfolge, da viele Dinge nicht klappen. Das Umfeld ist genervt, enttäuscht und gereizt. Die Betroffenen sind von sich selbst auch genervt, enttäuscht und gereizt. Je mehr Misserfolge oder negative Erfahrungen hinzu kommen, umso mehr wird die Psyche belastet. Depressive Erkrankungen sind eine häufige Begleiterkrankung. Vielleicht auch dadurch erleichtert, dass Menschen mit ADHS durch die biochemischen Besonderheiten im Gehirn von Haus aus mit Stimmungsschwankungen zu tun haben. Wie kann in einem Vortrag sichtbar gemacht werden, dass ein Betroffener Mensch mit ADHS durch den Druck psychisch hoch belastet ist?

Für das Sichtbarmachen von unterschiedlichen psychischen Befindlichkeiten wird eine Skala benötigt, die durch zwei unterschiedliche Gegenstände dargestellt werden kann. Ein Gegenstand symbolisiert eine gute und ein anderer Gegenstand eine ungute psychische Verfassung. Dann sollte Cleopatra einen Lehrer bitten, seine aktuelle Stimmung/psychische Verfassung durch seine Positionierung zwischen diesen beiden Positionen darzustellen. Anschließend sollte durch „Gegenstände vor die Füße werfen" dargestellt werden, dass bestimmte Anforderungen nicht geschafft wurden. Durch Wiederholung dieses Vorgangs sollten aufeinanderfolgende Tage dargestellt werden, sodass der Lehrer immer wieder die Erfahrung machen konnte, dass viele Dinge nicht geschafft wurden. Es wurden auch Gegenstände vor die Füße geworfen, die symbolisch dafür standen, dass es Tadel, Vorwürfe, Bestrafung durch schlechte Noten, Abwertungen oder geäußerte Enttäuschungen gab. Der Lehrer sollte durch Veränderung seiner Position zwischen den beiden Polen „gute psychische Verfassung" und „schlechte psychische Verfassung" anzeigen, wie sich diese negativen Erlebnisse auf seine psychische Verfassung auswirken.

Komorbiditäten

Aus eigenem Erleben heraus war es Cleopatra wichtig, die Lehrer dafür zu sensibilisieren, dass ständige Misserfolge nicht nur zu vorübergehenden schlechten psychischen Verfassungen führen, sondern auch zu psychischen Erkrankungen wie Depressionen oder Angsterkrankungen, und dass das Risiko für legalen und illegalen Drogenkonsum erhöht ist.

Wie kann sichtbar gemacht werden, dass ADHS oft zu einer psychischen Erkrankung führt? Hier war die Idee, die vorhergehende Übung als Grundlage zu nehmen und den Lehrer zu bitten, sich vorzustellen, dass diese erlebten Misserfolge nicht vorübergehender Natur seien, sondern anhaltenden Charakter haben.

Alle Übungen setzen voraus, dass sich Lehrer freiwillig melden, um eine Übung im Vortrag mitzumachen und sich dann mithilfe der Impact-Techniken wirklich in einen ganz anderen Zustand einfühlen zu können.

5.1.4 Anwendung der Impact-Techniken im Vortrag

Zum Zeitpunkt der beiden vorbereitenden Treffen stand noch nicht fest, wie viele Lehrer sich zu Cleopatras Vortrag anmelden würden. Es standen insgesamt drei Themen zur Auswahl. Auf die Frage der Autorin, was Cleopatra denn mache, wenn nur ein Lehrer in ihrem Vortrag sitzen würde, erklärte diese ohne zu zögern, dass sie den Vortrag für einen Lehrer genauso halten würde wie für fünf Lehrer. Es sei ihr wichtig, dann diesen einen Lehrer zu sensibilisieren. Denn dieser eine

Lehrer würde Einfluss auf viele Kinder haben. Es sind über 20 Lehrer gekommen. Für den Vortrag war ein Zeitfenster von 1,5 h eingeplant. Der Vortrag wurde digital aufgenommen, sodass die Autorin sich diesen ansehen konnte. Mit dem Anspruch, so viel Wissen wie möglich in den Vortrag zu packen, hat die Zeit dann letztendlich für zwei Impact-Technik-Übungen ausgereicht, bevor Cleopatra eine angeregte Diskussionsrunde eröffnete. Sie hat die beiden im Folgenden beschriebenen Übungen durchgeführt.

Mangelnde Priorisierung
Nach der Vermittlung der Kernsymptomatik „mangelnde Priorisierung"'hat sie aktive Mitarbeit angekündigt. Mit ihrer direkten und freundlichen Art hat sich auch schnell eine freiwillige Lehrerin gefunden. Sie bat die Lehrerin, sich vorzustellen, sich gerade in einer alltäglichen morgendlichen Routine zu befinden. Beim Aufzählen von Beispielen für Zähne putzen, Kaffee machen, leere Tasse in den Spüler zu räumen, Brief einstecken, notwendige Arbeitsmaterialien für den Schultag einpacken usw. gab Cleopatra der Lehrerin jeweils einen Gegenstand, sodass die Lehrerin dann voll bepackt dastand. Cleopatra lobte die Lehrerin, da sie alles geschafft habe. Kein Gegenstand wurde fallengelassen, es wurde also nichts vergessen. Auf die Frage hin, wie sie dies geschafft habe, erklärte die Lehrerin, dass das einfach funktionieren würde. Mit dieser Antwort wendete sich Cleopatra an die Beobachter und erklärte, dass es für die Nicht- ADHS-geplagte Lehrerin leicht sei, alle notwendigen Dinge zu bedenken. Für einen Menschen mit ADHS würde es jedoch schwer sein, an alle Dinge zu denken, da aufgrund der mangelnden Priorisierung alle zu erledigenden Dinge auf einmal im Kopf herumschwirren. Sie nahm die Gegenstände von der Lehrerin zurück und erklärte allen Anwesenden, dass sie nun die Gegenstände so übergeben würde, wie es sich für einen ADHSler anfühlen würde. Cleopatra hatte dieselben Gegenstände in ihren Händen und „überreichte" sie auf einmal. Sie selbst nannte dies „eine Gegenstandslawine". Die Lehrerin hatte nur zwei Gegenstände greifen können. Nun tadelte Cleopatra die Lehrerin, weil so viele Gegenstände auf dem Boden lagen, symbolisch für Dinge, an die sie nicht gedacht hatte.

So konnte sie sehr eindrücklich zeigen, dass für Menschen mit ADHS schon einfache morgendliche Routinen mitunter herausfordernd sein können und zu ersten frustrierenden Momenten führen, wenn der Sportbeutel wieder nicht eingepackt wurde, *obwohl* er schon griffbereit neben der Schultasche stand. Sie befragte die Lehrerin nach ihrem Befinden. Diese war immer noch guter Laune, weil es ja nur ein Spiel sei. Cleopatra konnte hier gleich einsteigen, und bejahte, dass es für den Moment und für die Lehrerin nur ein Spiel sei. Für sie selbst sei dies jedoch alltägliche bittere Lebensrealität. Mit diesem Vergleich konnte sie direkt zum nächsten Übungsteil überleiten.

Komorbiditäten
Es war Cleopatra wichtig, für die Lehrer Komorbiditäten aufzuzeigen, da sie selbst eine massive depressive Phase bewältigen musste und die Lehrer für die psychischen Auswirkungen ständiger negativer Erfahrungen sensibilisieren

wollte. Zur Einführung in diesen Vortragspunkt zeigte sie in ihrer PowerPoint-Präsentation nur auszugsweise eine Doppelseite ihres Hausaufgabenheftes. Diese Doppelseite war voller schriftlicher Tadel. Alleine dieser Anblick würde als Impact-Technik schon ausreichen. Cleopatra fragte wieder nach einem Freiwilligen. Auch diesmal meldete sich eine Lehrerin. Cleopatra baute mit zwei Gegenständen eine Skala auf. Ein Pol stand für gute Laune bzw. gesund, ein Pol stand für schlechte Laune bzw. ungesund. Die Lehrerin positionierte sich beim gesunden Pol und Cleopatra bat sie nun, sich vorzustellen, diese morgendlichen negativen Erfahrungen aus der vorhergehenden Übung seien von anhaltender Natur. Auf die Frage hin, ob sich die Befindlichkeit ändern würde, positionierte sich die Lehrerin zunehmend mehr zum Pol der schlechten Laune. Als sie ganz bei diesem Pol stand, erklärte Cleopatra, dass dies jetzt eine Depression sein könnte. Um zu verdeutlichen, dass eine Depression keine schlechte Laune ist, spielte sie eine Audiodatei aus ihrer eigenen Therapie ab, in der es um die negative Gedankenspirale ging. Auch diese Übung ist eindrücklich bei den Lehrern angekommen.

Keine eigene Ordnung schaffen können
Aus Zeitgründen hat Cleopatra zum Punkt „Keine eigene Ordnung schaffen können" bildhaft gearbeitet. Sie bat die Lehrerschaft, sich vorzustellen, nach welchen Kriterien sie Bücher sortieren würden. Nach Dicke, Farbe, Autoren, Erscheinungsjahr, Fachgebiet … Durch einen kurzen Austausch kam heraus, dass es insgesamt in dem Lehrerteam verschiedene Kriterien gab, und Cleopatra konnte daran erklären, dass ein ADHSler sich zwischen den Möglichkeiten der Sortierung nicht entscheiden könne und so keine eigene Ordnung schaffen könne. Nach dieser Übung eröffnete Cleopatra eine Fragerunde zum Vortrag, der bis dahin 1 h gedauert hatte. Es fand ein reger Austausch statt, um nach konstruktiven Lösungen für schwierige schulische Situationen mit ADHS-Kindern zu suchen. Cleopatra konnte zwar einige Anregungen geben, jedoch hat sie für viele Situationen selbst keine Idee für die Lehrer. Sie stellte ihre persönliche Palette an Fachbüchern zur Einsicht zur Verfügung.

   Durch die Rückmeldungen nach diesem Vortrag kann die Autorin mit Sicherheit sagen, dass es Cleopatra gelungen ist, mithilfe von Impact-Techniken den Vortrag lebendig und eindrücklich zu gestalten und die Kernsymptomatik exemplarisch fühlbar zu machen.

5.1.5 Fazit

Die Anwendung von Impact-Techniken klappt am besten, wenn man bereit ist, „um die Ecke zu denken". Wenn Patienten beklagen, dass ihnen alles zu viel ist, dann kann dieselbe Impact-Technik verwendet werden wie aus diesem Vortrag zur Darstellung des Kernsymptoms „mangelnde Priorisierung". Es bedarf bei jeder Impact-Technik der verbalen Arbeit, um Unterschiede herauszuarbeiten.

Es war der Autorin wichtig, diesen Vortrag einer Schülerin für Lehrer mit in dieses Buch aufzunehmen, um zu zeigen, dass Impact-Techniken so einfach sind, dass auch eine Schülerin nach kurzer Erklärung sie anwenden kann. Cleopatra ist experimentierfreudig und hat in den beiden Vorbereitungstreffen die Übungen am eigenen Leib spüren können. Dies ist eine Empfehlung der Autorin an die Leser. Wann immer es möglich ist, sollte die Gelegenheit genutzt werden, Impact-Techniken einmal am eigenen Leib als eine Art Selbsterfahrung zu spüren. Vielleicht im Austausch mit Kollegen oder in Seminaren.

Nachwort

6

▶ In diesem Kapitel werden Strategien zur Entwicklung eigener Impact-Techniken beschrieben. Gleichzeitig sollen diese Strategien den Transfer der im Buch beschriebenen Impact-Techniken in den eigenen beruflichen Alltag und damit den Einstieg in die Arbeit mit Impact-Techniken erleichtern.

Dieses letzte Kapitel soll als Zusammenfassung aller hilfreichen Strategien für die Entwicklung eigener Impact-Techniken dienen. Im Verlauf des Lesens vieler verschiedener Fallberichte kann es untergegangen sein, was alles mit „hilfreiche Strategien" gemeint war, sodass die Autorin die erwähnten Strategien hier als kompakten Überblick zusammengefasst hat. Damit soll der Transfer der in den Fallberichten beschriebenen Impact-Techniken in die eigene alltägliche therapeutische Arbeit erleichtert werden. Vielleicht sehen wir uns persönlich, wenn Sie sich weitere Anregungen in meinen Seminaren durch die gezeigten Life-Arbeiten holen oder ihre begonnene Arbeit mit Impact-Techniken vertiefen möchten. Seminarangebote können per E-Mail erfragt werden. Mit den aufgeführten Tipps zum Einstieg in die Arbeit mit Impact-Techniken hoffe ich, mehr Kollegen für diese wohltuende Arbeit für Patienten und auch uns Therapeuten zu gewinnen.

Nutzen von bildhaften Formulierungen

Die Sprache ist voller Bilder. Aussagen wie „Ich kann mich nicht abgrenzen", „Ich habe Angst, verrückt zu werden", „Mir ist alles zu viel" sind eine gute Vorlage für die Darstellung mit Gegenständen. Dabei ist es hilfreich, „um die Ecke zu denken". So lässt sich ein inneres Verbot, z. B. „Ich darf nicht genießen", als unguter Gedanken darstellen. Für diesen unguten Gedanken kann der Patient einen Gegenstand auswählen, der für ihn „ungut" symbolisiert, oder Therapeuten dürfen

K. Vader, *Problemanalyse, Zielanalyse, Zielformulierung in der Psychotherapie*, Psychotherapie: Praxis, https://doi.org/10.1007/978-3-662-68084-1_6

etwas vorschlagen. An dieser Stelle würde die Autorin den roten Igelball vorschlagen.

Nutzen von gezeigten ungünstigen Verhaltensweisen im Therapiekontext

Patienten berichten von anhaltenden Problemen, die bekanntlich meistens auf dem Beibehalten ungünstiger Verhaltensweisen beruhen. Wenn Patienten im Therapiesetting ungünstige Verhaltensweisen zeigen, wie z. B. immer wieder zu spät kommen, Hausaufgaben nicht erledigen, in Gruppentherapiesitzungen nur für die anderen zuarbeiten statt für sich selbst, vorgeschlagene hilfreiche Änderungen immer wieder abwehren, dann können diese Verhaltensweisen direkt für eine Impact-Technik genutzt werden. Die Problemanalyse für die Verhaltensweisen im Therapiesetting ist oftmals einfacher, da die Personen bekannt sind ... der Patient und der Therapeut, eventuell noch die Mitpatienten.

Einfach mit der ersten Idee anfangen

Auch wenn die erste Idee nicht besonders kreativ oder ausgereift wirkt, sie ist die Idee, mit der ein guter Start möglich ist. Impact-Techniken leben davon, während des Tuns entwickelt zu werden. Die Hoffnung auf eine perfekte Idee zerschlägt die guten Ideen, deswegen die guten Ideen einfach nutzen.

Aufstehen

Im Sitzen schläft die Kreativität schnell ein. Die Autorin empfiehlt, einfach aufzustehen und darauf zu vertrauen, dass dann schon Ideen kommen. Mit einem Gegenstand für den Patienten hat man immer einen weiteren sicheren Schritt, auf den man sich verlassen kann. Und dann das Gesagte drumherum aufbauen. Das geht aber eben nur mit Aufstehen.

Wenig erklären

Lerntheoretisch ist schon lange bewiesen, dass die Kombination aus Hören, Sehen und selbst Ausprobieren die effizienteste Art und Weise der Wissensvermittlung ist.

Austausch mit Kollegen

Im Austausch mit Kollegen erweitert sich der mentale Pool von Impact-Techniken und lässt so die eigene Kreativität wachsen.

Eine Technik für verschiedene Patienten ausprobieren

Es ist hilfreich, sich von dem Anspruch zu lösen, dass für jeden Patienten entsprechend seinem Problem eine ganz individuelle Vorgehensweise entwickelt werden müsste. Verschiedenste Pizzen einer Pizzeria haben den gleichen Teig. Nur der Belag ändert sich. Bei verschiedenen Patienten mit gleichen oder ähnlichen Impact-Techniken zu starten, führt bei der Arbeit meist automatisch zu einer individualisierten Zusammenarbeit.

Auswahl der Gegenstände

Bei der Auswahl der Gegenstände darauf achten, dass Patienten zuerst einen Gegenstand für sich auswählen. Die Anzahl der Gegenstände kann während der gestalterischen Arbeit jederzeit reduziert oder erweitert werden.

Positionierung der Gegenstände

Bei der Positionierung der Gegenstände darauf achten, dass zuerst der Gegenstand positioniert wird, welcher für den Patienten ausgewählt wurde.

Blickrichtung, Abstände und Positionen der Gegenstände zueinander

Die Blickrichtung der Gegenstände zueinander zeigt auf, ob Patienten ihre Ziele, Hindernisse, Probleme oder noch etwas ganz anderes im Blick oder aus dem Blick verloren haben. Die Abstände und Positionen der Gegenstände zueinander sind eine nonverbale Aussage über die Beziehung zueinander. Insbesondere durch diese Parameter kann emotionales Wissen in Erkenntnisse umgewandelt und spürbar gemacht werden, was definitiv im verbalen Gespräch nicht möglich ist.

Emotionale Beteiligung der Patienten abwarten

Empfehlenswert ist es, emotionale Reaktionen abzuwarten, um zu erkennen, ob diese Arbeit gerade in die richtige Richtung geht. Manche Patienten haben sich aus verschiedensten Gründen darauf trainiert, Gefühle nicht zu zeigen. Hier ist es empfehlenswert, während der gestalterischen Arbeit nachzufragen. Hier würde ein sicheres Zeichen für Beteiligung des Patienten sein, wenn sie hochkonzentriert dem Geschehen folgen oder selbst gestalterisch tätig werden.

Therapeuten haben keine Freude an Impact-Techniken

Sollte dies der Fall sein, dann empfiehlt die Autorin, Impact-Techniken nicht weiter einzusetzen. Therapeuten sind unterschiedliche Charaktere und die therapeutischen Leidenschaften sind breit gestreut. Keine Freude an Impact-Techniken sieht die Autorin als sicheres Zeichen dafür, dass diese Therapeuten Freude an anderen Techniken haben.

Einsatz von Impact-Techniken

Immer dann, wenn Therapeuten das Gefühl haben, mit Worten den Patienten nicht zu erreichen oder nach der verbalen Erarbeitung hilfreicher Strategien und deren Anwendung durch Patienten der Therapieverlauf trotzdem stagniert, empfiehlt die Autorin Impact-Techniken.

Mit wenigen Gegenständen beginnen

Ganz gleich, ob Therapeuten schon viel oder wenig Erfahrungen mit Impact-Techniken haben, mit zwei Gegenständen zu beginnen, kann eine sehr intensive Arbeit sein. Der Patient und das Ziel, der Patient und das Problem, der Patient und seine gelernten Muster … im Grunde genommen ist alles möglich.

- In der Hoffnung, Ihnen hilfreiche Anregungen zur Entwicklung eigener Impact-Techniken und zur Problem- und Zielanalyse sowie zur Zielformulierung mit auf dem Weg gegeben zu haben, verabschiede ich mich von Ihnen. Vielleicht konnten Sie einige bekannte Arbeitstechniken mit den hier vorgestellten Impact-Techniken verknüpfen und offene Fragen klären. Ziel dieses Buches ist es, Ihnen Anregungen zum Ausprobieren zu geben und Sie zu ermutigen, diese kraftvollen Techniken einzusetzen.

Weiterführende Literatur

Beaulieu, D. (2010) Impact- Techniken für die Psychotherapie Carl-Auer Verlag

Beck, F. (2021) Bewegung macht schlau, Mentale Leistungssteigerung durch körperliche Aktivität, Goldegg, Berlin

Bloomfield, Dr. H. H. (1985) In Frieden mit den Eltern, Rowohlt Taschenbuch Verlag GmbH

Bode, S. (2009) Kriegsenkel, Die Erben der vergessenen Generation, Klett-Cotta

Bode, S. (2011a) Die vergessene Generation, Die Kriegskinder brechen ihr Schweigen, Piper Verlag

Bode, S. (2011b) Nachkriegskinder, Die 1950er Jahrgänge und ihre Soldatenväter, Klett-Cotta

Bosselmann, Lüffe-Leonhardt, Gellert (1993) Variationen des Psychodramas, Ein Praxisbuch-nicht nur für Psychodramatiker, Limmer Verlag

Caspary, R. (2008) Lernen und Gehirn – Wege zu einer neuen Pädagogik, Herder, Freiburg im Breisgau

Croos-Müller, Dr. med. Claudia (2020) Ich schaf(f) das!, Leichte Körperübungen für mehr Lebenspower, Kösel-Verlag, München, 2. Auflage 2021

Croos-Müller, Dr. med. Claudia (2022) Nur Mut! Das kleine Überlebensbuch, Soforthilfe bei Herzklopfen, Angst, Panik & Co, Kösel-Verlag, München

Drucker, Peter F. People and Performance; The Best of Peter Drucker on Management, Harpers college Press, New York 1977

Forward, S. (1993) Vergiftete Kindheit, Elterliche Macht und ihre Folgen, Goldmann Verlag

Forward, S., Frazier, D. (1997) Emotionale Erpressung, Wenn andere mit Gefühlen drohen, Goldmann Verlag

Furman, B. (1999) Es ist nie zu spät, eine glückliche Kindheit zu haben, Borgmann-Verlag

Hanning und Chmielewski (2019) Ganz viel Wert, Selbstwert aktiv aufbauen und festigen Psychologie Verlags Union in der Verlagsgruppe Beltz

Hanning und Chmielewski (2019) Ganz viel Wert, Selbstwert aktiv aufbauen und festigen Psychologie Verlags Union in der Verlagsgruppe Beltz

Harris, Russ (2013) Wer dem Glück hinterherrennt, läuft daran vorbei, Ein Umdenkbuch, Goldmann Verlag

Harris, Russ (2014) Raus aus der Glücksfalle, Ein Umdenkbuch in Bildern, Kösel Verlag

Hauke, G. & Lohr, Chr. (2017) Strategisch behaviorale Therapie (SBT), Reihe Therapeutische Skills kompakt, Band 14, Junfermann Verlag

Imlau, Nora (2023) Meine Grenze ist dein Halt, Kindern liebevoll Stopp sagen, Beltz Verlag

Juul, Jesper (2012) Das Familienhaus, Wie Große und Kleine gut miteinander auskommen, Bassermann

Kanfer, Reinecker, Schmelzer (2000) Selbstmanagement- Therapie. Springer, Heidelberg, 3. Auflage

K. Vader, *Problemanalyse, Zielanalyse, Zielformulierung in der Psychotherapie*, Psychotherapie: Praxis, https://doi.org/10.1007/978-3-662-68084-1

Karpmann, Dr. Stephen B. (2016) Ein Leben ohne Spiele, Die neue Transaktionsanalyse der Vertrautheit, der Offenheit und der Zufriedenheit, Weilheim: Process Training and Consulting e.K.

Kast, V. (2008) Trauern, Phasen und Chancen des psychischen Prozesses, Verlag Kreuz

Konrad, S. (2014) Das bleibt in der Familie, Von Liebe, Loyalität und uralten Lasten, Piper Verlag

Krüger, Wolfgang (2015) Die Geheimnisse der Großeltern, Unsere Wurzeln kennen, um fliegen zu lernen, BoB – Books on Demand Verlag

Lauer, Hans-Georg, (2005) Da ist Humor im Spiel, Spiele von Querdenkern für Quertreiber, HCD-Verlag

McGoldrick, Monica (2013) Wieder heimkommen, Auf Spurensuche in Familiengeschichten, Carl-Auer Verlag

Oerter & Montada (2002) *Entwicklungspsychologie. Ein Lehrbuch*, 5. Auflage, Oerter/Montada, Beltz Verlag, Weinheim

Pease, Allan & Barbara (1981, 1998, 1999, 2003) Der tote Fisch in der Hand und andere Geheimnisse der Körpersprache, Ullstein

Pease, Allan & Barbara (2000) Warum Männer nicht zuhören und Frauen schlecht einparken, Ganz natürliche Erklärungen für eigentlich unerklärliche Beziehungen, Ullstein

Pease, Allan & Barbara (2002) Warum Männer lügen und Frauen immer Schuhe kaufen, Ganz natürliche Erklärungen für eigentlich unerklärliche Beziehungen, Ullstein

Rolf Oerter, Leo Montada (2002) *Entwicklungspsychologie. Ein Lehrbuch*, 5. Auflage, Oerter/Montada, Beltz Verlag, Weinheim

Roth, G. (2003) Fühlen, Denken, Handeln, Wie das Gehirn unser Verhalten steuert, suhrkamp taschenbuch wissenschaft

Schneider, Jakob Robert (2021) Das Familienstellen, Grundlagen und Vorgehensweisen, Carl-Auer Verlag

Schulz von Thun, Friedemann (1981) Miteinander reden: 1, Störungen und Klärungen, Allgemeine Psychologie der Kommunikation, Rowohlt Taschenbuch Verlag

Schwing, R., Fryszer, A. (2013, 2012, 2010, 2006) Systemisches Handwerk, Werkzeug für die Praxis, Vandenhoeck & Ruprecht Verlag

Smith, Heather (1998) Unglückliche Kinder, Fakten Ursachen Hilfen, Patmos Verlag Düsseldorf

Stahl, Stefanie (2017) Das Kind in dir muss Heimat finden, In drei Schritten zum starken Ich, Kailash

Sulz (2009) Strategisch-Behaviorale Therapie SBT. Theorie und Praxis eines innovativen Psychotherapieansatzes, *CIP-Medien 2009*

Trout & Rivkin (1999) Die Macht des Einfachen, Warum komplexe Konzepte scheitern und einfache Ideen überzeugen, Ueberreuter

Vader, Katrin (2023) Impact-Techniken in der Einzel- und Gruppenpsychotherapie, Multisensorische Methoden- Fallbeispiele aus dem psychotherapeutischen Alltag, Springer Verlag

Witzleben, Gabriela von (2021) Das triadische Prinzip, Minimalinvasive Psychologie mit Bauch, Herz und Kopf, Carl-Auer Verlag

Wolf, Dr. Doris (2021) 34. Auflage, Wenn der Partner geht, Trennungsschmerz und Liebeskummer bewältigen, PAL Verlagsgesellschaft

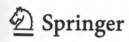
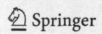

Printed in the United States
by Baker & Taylor Publisher Services